Hil Herberth

Die Fruchtbarkeit des Mannes
So steigern Sie Ihre Zeugungsfähigkeit

2. Auflage 2017

Das Werk ist einschließlich aller seiner Teile urheberrechtlich geschützt. Jede Verwertung und Vervielfältigung des Werkes ist ohne Zustimmung des Verlages unzulässig und strafbar. Alle Rechte, auch die des auszugsweisen Nachdrucks und der Übersetzung, sind vorbehalten! Ohne ausdrückliche schriftliche Erlaubnis des Verlages darf das Werk, auch nicht Teile daraus, weder reproduziert, übertragen noch kopiert werden, wie z.B. manuell oder mithilfe elektronischer und mechanischer Systeme inklusive Fotokopieren, Bandaufzeichnungen und Datenspeicherungen. Zuwiderhandlung verpflichtet zu Schadenersatz.

Rechtshinweis: Die Inhalte dieses Buches ersetzen keine Diagnose und Behandlung durch einen Arzt.

Text- und Bildlayout: Dr. Andreas Pfadt
Coverentwurf: Hil Herberth

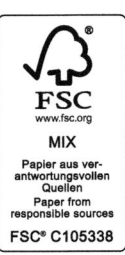

Bibliografische Informationen der Deutschen Nationalbibliothek: Die Deutsche Nationalbibliothek verzeichnet diese Publikation in der Deutschen Nationalbibliografie, detaillierte bibliografische Daten sind im Internet über HTTP//dnb.dnb.de abrufbar

©2017 Hil Herberth

Herstellung und Verlag

Books on Demand
BoD
In de Tarpen 42,
22848 Norderstedt

ISBN: 978-3-743187-77-1

Inhalt

Vorwort	1
1 Wussten Sie das über Ihre Spermien?	3
2 Allgemeine Ursachen	6
3 Wie sieht Ihr Spermiogramm aus?	8
4 Drogen – Anabolika – Rauchen	11
5 Medikamente	16
6 Sport	19
7 Umweltfaktoren und was können Sie dagegen tun?	21
8 Unterschätzter Faktor: Stress	28
9 Ernährung verbessern	33
10 Rezepte	40
11 Nahrungsergänzungsmittel – welche sind die richtigen für Sie?	46
12 Magnesium – der unterschätzte Mineralstoff	53
13 Und die psychischen Aspekte der Unfruchtbarkeit?	57
14 Sonstige Hilfsmittel	61
15 Sex – was kann man(n) da noch machen?	70
16 Wie oft miteinander schlafen?	72
17 Zu wenig vitale Spermien?	**74**
18 Oder alles beide, zu wenig und unbewegliche Spermien?	**77**
19 Schlechte Beweglichkeit der Spermien?	**79**
20 Defekte Spermien?	**82**
21 Nachwort	85

Vorwort

Wenn Ehen oder Partnerschaften mit Kinderwunsch trotz intensiven Bemühens kinderlos bleiben, weil sich entweder keine Schwangerschaft einstellt oder häufige Fehlgeburten auftreten, wird die Ursache dafür zunächst immer erst bei der Frau gesucht. Und das, obwohl es mittlerweile als erwiesen gilt, dass die Unfruchtbarkeit der Männer ebenso häufig Ursache der Kinderlosigkeit ist wie die der Frauen. Naturgemäß jedoch gehen Männer und Frauen mit diesem Problem sehr unterschiedlich um.

Frauen nehmen häufig langwierige und auch psychisch belastende Untersuchungen und Behandlungen auf sich, um ihren Kinderwunsch erfüllen zu können. Das mag unter Umständen auch damit zu tun haben, dass in der Regel für Frauen die Möglichkeit, Kinder zur Welt zu bringen, von weitaus existenzieller Bedeutung erscheint als für Männer.

Männer, so scheint es, gehen mit dieser Problematik häufig anders um. Sie drücken sich gerne vor den Untersuchungen, obwohl diese weit einfacher sind, und scheinen sich leichter mit dem ausbleibenden Kindersegen abfinden zu können. Andere wiederum weichen schneller auf andere Lebensziele, wie zum Beispiel die Berufskarriere aus.

Aber das Problem scheint noch ein anderes zu sein: Im allgemeinen Volksglauben wird Unfruchtbarkeit von Männern häufig mit Impotenz gleichgesetzt – „der kann wohl nicht". Zumal für Außenstehende bei offensichtlicher unerwünschter Kinderlosigkeit Spekulationen über die möglichen Ursachen Tür und Tor geöffnet erscheinen.

Wenn erwiesenermaßen die Ursachen für die Kinderlosigkeit zu gleichen Teilen bei beiden Geschlechtern liegen, sind die Männer genauso aufgefordert etwas für die Verbesserung ihrer Fruchtbarkeit zu unternehmen. Und das auch dann, wenn aus medizinisch ersichtlichem Grund der unerfüllte Kinderwunsch bei der Partnerin zu liegen scheint; oder auch wenn bei mehreren Fehlgeburten immer wieder eine Chromosomenstörung des Embryos diagnostiziert wird, ist es erforderlich, die Gesundheit des Mannes und damit seine Spermienqualität zu verbessern.

Denn mehr als die Hälfte aller Fehlgeburten geht auf eine Chromosomenstörung des Embryos zurück. In den meisten Fällen ist diese Chromosomenstörung das zufällige Ergebnis der komplexen Vorgänge rund um die Befruchtung. Treffen bei der Verschmelzung von Ei- und Samenzelle fehlerhafte Zellen aufeinander – zum Beispiel Ei- und Samenzellen mit überzähligen oder im Gegenteil fehlenden Chromosomen – stirbt der Embryo in den meisten Fällen ab. Grund genug, die Samenzellen in ihrem Reifungsprozess optimal zu unterstützen. Denn mittlerweile gibt es Nachweise, dass auch ein normales Aussehen einer Spermazelle ein missgebildetes Gen tragen kann.

Mit diesem Selbsthilfe-Ratgeber erhalten Sie dazu alle nötigen Informationen, wenn Sie allgemein etwas für Ihre Fruchtbarkeit und besonders die Verbesserung Ihrer Spermienqualität tun möchten, oder auch wenn Sie ein ganz spezifisches Problem unterstützen möchten. Vielleicht sind Sie auch einer von diesen Männern, die sich mit der normalen medizinischen Diagnostik nicht abfinden möchten und selbst etwas unternehmen wollen. Ich begleite Sie gerne auf diesem Wege und freue mich, wenn ich Ihnen auf dem Weg zur Erfüllung Ihres Kinderwunsches zu einem verbesserten Gesundheitszustand und damit zur erhofften Vaterschaft verhelfen kann.

Hil Herberth   Hamburg, 15.01.2017

1 Wussten Sie das über Ihre Spermien?

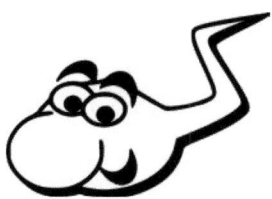

Spermien sind ein empfindliches und biologisch hochwertiges Gut. Ihre Produktion ist kompliziert und der Weg, den sie bis zu ihrem Bestimmungsort zurücklegen müssen, ist weit. Auch wenn sie millionenfach vorhanden sind, sollte man sorgfältig mit ihnen umgehen.

Jedes einzelne Spermienzellchen enthält die komplette DNA des Mannes. Wenn es zum Orgasmus kommt, haben diese Spermien schon einen weiten Weg zurückgelegt.

Alles beginnt im Gehirn, die Hypophyse steuert mit dem follikelstimulierenden Hormon, kurz FSH genannt, die Bildung der Samenzellen in den Hoden. Jedoch ist ein weiteres Hormon, das luteinisierende Hormon, kurz LH genannt, zusätzlich notwendig, um die Testosteronproduktion und damit die Spermienproduktion anzuregen. Diese Hormonsignale bewirken, dass die Spermienproduktion in den Hoden überhaupt startet.

Zuerst beginnt diese Entwicklung in den Samenkanälen der Hoden, dann werden die Samenzellen durch Kontraktionen der Flimmerhärchen bis zur endgültigen Ausreifung in die Nebenhoden weitergeleitet. Dies dauert circa 72 Tage, bis sich das Endprodukt, das Sperma, gebildet hat. In dieser Zeit schützen die Hoden diesen Entwicklung- und Reifungsprozess, indem sie konstant eine Temperatur von circa 35 Grad halten. Damit sind die Hoden permanent gefordert, es ist ihre Aufgabe unter allen Umständen diese Temperatur zu gewährleisten. Das erreichen sie auf verschiedene Weise. Bei äußerer Kälte ziehen sie sich näher an den Körper, um sich zu erwärmen, so schützen sie die Spermien vor Kälte. Bei Hitze erweitert sich die Haut der Hoden und sie erschlaffen, dadurch hängen sie etwas weiter herunter, sie entfernen sich sozusagen ein wenig vom warmen Körper. Auf diese Weise können sie abkühlen und die empfindliche Reifung wird nicht durch die Hitze beeinträchtigt. Denn zu starke Hitze mögen sie überhaupt nicht. Ist die Temperatur höher wie 35 Grad Celsius, wird die Spermienproduktion unterbrochen, sie können sogar durch übermäßige Hitze gänzlich zerstört werden.

Aber auch das Gegenteil kann der Fall sein, wobei Kälte eher zu einer Unterbrechung der Produktion führt, nicht zu einer Zerstörung. Die Hoden reagieren durch einen speziellen Regulationsmechanismus konstant auf diese thermischen Einflüsse. Wenn die Samenzellen ihren Reifungsprozess beendet haben, werden sie in den Nebenhoden und auch in den Samenleitern abrufbereit gespeichert.

Bei einem Orgasmus ziehen sich dann diese Samenleiter durch Kontraktionen zusammen und „befördern" die Spermien zur Prostata, damit sie über die Harnröhre nach außen gelangen.

Sollten die fertigen Spermien nicht angefordert werden, übernehmen bestimmte Immunzellen wieder deren Abbau, sie lösen sich auf oder werden durch einen unwillkürlichen Samenerguss entsorgt.

Dieser Entstehungsprozess ist auch wegen seiner Länge von fast drei Monaten sehr anfällig. Dies wiederum ist gleichzeitig eine **große Chance**, dass wir diesen Prozess durch bestimmte Ernährung- und Verhaltensweisen positiv beeinflussen können.

Mittlerweile weiß man durch viele Untersuchungen, dass sich in den letzten Jahren die Spermienqualität und die Anzahl von gesunden und beweglichen Spermien deutlich verschlechtert haben. Man geht davon aus, dass die beiden Hauptverursacher Umweltgifte und mangelnde Mineralstoffe sind. Damit erklärt sich sozusagen von selbst, dass es sehr wichtig ist, auf eine gesunde Lebensweise zu achten. Ebenso kann man bestimmten schädigenden Einflüssen auf die Schliche kommen und diese somit vermeiden.

Die wichtigsten Grundvoraussetzungen:
- **Rauchen strikt vermeiden**
- **Alkohol reduzieren**
- **Keine Drogen, darunter fällt auch Marihuana und Haschisch**
- **Hitze im Beckenbereich meiden**
- **Keine Sitzheizung, keine Sauna oder Solarium, keine heißen Vollbäder**

2 Allgemeine Ursachen

Die Fruchtbarkeit des Mannes ist sehr eng mit der Qualität seiner Spermien verknüpft.

Oft sind es gleichzeitig mehrere Gründe, die zusammenkommen und erst dadurch gemeinsam das Fruchtbarkeitsproblem entstehen lassen. Deshalb ist es notwendig, alle Punkte zu berücksichtigen und ihren Einfluss auf die eigene Spermienqualität abzuwägen.

In den weiteren Kapiteln können Sie zu jedem der hier aufgeführten Faktoren ausführliche Hintergrundinformationen erhalten. Erst wenn Sie sich sicher sind, dass Sie Ihre individuellen Auslöser einer Unfruchtbarkeit kennen, können Sie auch gezielt etwas dagegen unternehmen.

Es bringt nichts, wenn Sie unkontrolliert irgendwelche Nahrungsergänzungsmittel nehmen, die Ihnen von Ihrem besten Freund oder Kollegen empfohlen wurden.

Jeder Organismus ist **individuell** und braucht das für sich passende, fehlende Element. Die folgenden Punkte dienen als Indikator für Ihre persönliche Überprüfung, ob sie als Auslöser infrage kommen.

Einer oder mehrere dieser Faktoren könnte auch der Auslöser bei Ihnen sein:
- Stress
- Erschöpfung und / oder Schlafstörungen
- Umweltgifte
- Unter- oder Übergewicht
- Rauchen
- Alkohol
- Drogen
- Medikamente
- Hormonelle Ursachen
- Hodenerkrankungen
- Anabolika

3 Wie sieht Ihr Spermiogramm aus?

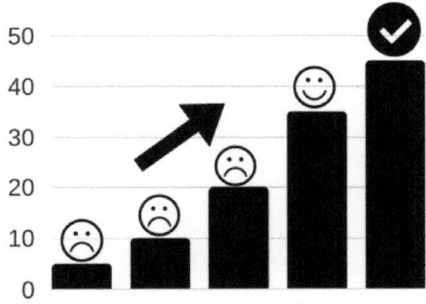

Die wichtigste Untersuchung bei Männern ist das Spermiogramm.

Dabei werden die Anzahl, die Beweglichkeit und auch die Qualität der Spermienzellen analysiert. Die Weltgesundheitsorganisation (WHO) hat diese allgemeinen Normwerte festgelegt und sie gelten als Parameter für eine gesunde Spermienqualität.

Wenn diese Normwerte nicht erreicht werden, heißt das aber nicht, dass der Mann unfruchtbar ist, ein Spermiogramm sollte immer als ‚**Moment Aufnahme**' angesehen werden. Vorübergehender starker Stress, ein eventueller grippaler Infekt, auch Schlafdefizite können sich negativ auf die Spermienqualität auswirken. Sollte ein wirklich schlechtes Ergebnis herausgefunden werden, ist es ratsam, eine zweite vergleichende Untersuchung zu machen. Idealerweise mit einem Abstand von mehreren Wochen.

Spermiogramm-Interpretation

Auf Ihrem Spermiogramm steht:	Mindestmenge:	Was heißt das?
Volumen der Samenflüssigkeit	>1,5ml	**Volumen:** Laut WHO sollte das Volumen des Ejakulats pro Samenerguss **mehr** als 1,5 Milliliter betragen
Gesamtspermienzahl	>39 Mio	**Spermiengesamtzahl:** Das gesamte Ejakulat sollte mehr als 39 Millionen Samenzellen enthalten.
Spermienkonzentration	>15 Mio/ml	Die Konzentration sollte über 15 Millionen sein
Gesamtmotilität (progressiv und nicht progressiv	>40%	**Mindestens 40 Prozent der Samenzellen sollten beweglich sein.**
Progressive Motilität	>32%	Mindestens 32 Prozent der im Ejakulat vorhandenen Spermen sollten sich nach **vorne** bewegen
Die Bewegungsfähigkeit wird auch unterschieden in:		a: linear-progressiv = schnelle Vorwärtsbewegung b: progressiv = langsame, ungeordnete Vorwärtsbewegung c: nicht progressiv = nur lokale Beweglichkeit (im Kreis) d: inmotil = keine Beweglichkeit
Vitalität (lebende Spermatozoen)	>58%	**Anteil vitaler Spermien:** Mindestens 58 Prozent der Spermien müssen lebendig sein.
Spermienmorphologie (normale Formen)	>4%	Normal geformte Spermien sollten **mindestens** zu 4 % vorhanden sein, das heißt dass sie keine Deformität aufzeigen
pH Wert	> 7,2	Der pH-Wert sollte zwischen 7,2 und 8 liegen.

Auf Ihrem Spermiogramm steht:	Mindestmenge:	Was heißt das?
Peroxidase-positive Leukozyten	<1 Mio/ml	Gibt Aufschluss über Infektionen
MAR-Test (motile Spermatozoen mit gebundenen Partikeln)	<50%	Bewertet die Antikörper
Immunobead-Test (motile Spermatozoen mit gebundenen Beads)	<50%	Bewertet die Antikörper
Zink in der Seminalflüssigkeit	≥ 2,4µmol	Wird zur Beurteilung der Sekretionskapazität der Prostata geprüft
Fruktose in der Seminalflüssigkeit	≥ 13µmol	Bewertet die ableitenden Samenwege
Neutrale Glukosidase in der Seminalflüssigkeit	20mU	Gibt Aufschluss über die Nebenhodenfunktion

4 Drogen – Anabolika – Rauchen

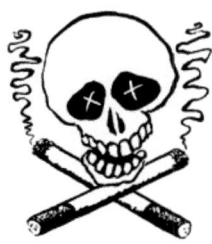

Unzulässige Drogen, aber auch legale wie freiverkäufliche Anabolika oder Rauchen können unzählige schädliche Wirkungen auf den Organismus haben und im schlimmsten Fall das Erbgut der Spermien verändern, sodass die Vereinigung von Eizelle und Spermienzelle nicht zu einer gesunden Schwangerschaft führt.

Drogen

Drogen sind absolut fehl am Platz, wenn Sie eine Familie gründen möchten. Mittlerweile gibt es dazu sehr viele aussagekräftige Studien, die eindeutig zeigen, dass ein oft als harmlos eingestufter regelmäßiger Cannabis-Konsum die Samenzellen verformt. Die Spermienqualität wird durch den Konsum nachhaltig verschlechtert und kann zu einer irreversiblen Unfruchtbarkeit führen. Dies wird wahrscheinlich dadurch ausgelöst, dass sich der aktive Wirkstoff von Cannabis in den Fettzellen speichert und dadurch sehr schwer wieder abgebaut werden kann.

Der Hauptwirkstoff THC in der Cannabis-Droge gelangt über die Blutbahn ins Gehirn, aber auch in die Hoden. In den Hoden und sogar an den Spermien selbst kann dieser aktive Wirkstoff an bestimmten Rezeptoren andocken und dadurch das empfindliche Hormon-Aktivierungszentrum (Hypothalamus-Hypophysen-Hoden-Achse) im Gehirn beeinflussen.

Dadurch kann die Produktion von Testosteron empfindlich gestört werden; die Spermien sind aber direkt von dieser ausreichenden Testosteronproduktion abhängig. Je intensiver der Cannabis-Konsum ist, desto weniger Testosteron steht für die Spermienproduktion zur Verfügung, und damit erklärt sich die verminderte Spermienanzahl.

Zusätzlich hat Cannabis auch noch einen deutlichen Einfluss auf die Beweglichkeit der Spermien. Im Ejakulat der Konsumenten finden sich vermehrt bewegungslose Spermien. Ein weiterer Aspekt bei Cannabiskonsum kann auch die Sexualität des Mannes betreffen, seine Orgasmus-Fähigkeit wird eingeschränkt. Bei intensivem Konsum droht außerdem ein 70%-Risiko an Hodenkrebs zu erkranken. Harte Drogen wie Ecstasy, Kokain oder Speed scheinen die Beweglichkeit der Spermien nicht so negativ zu beeinflussen wie Cannabis, aber sie führen zu einer signifikanten Schädigung der DNA und damit zu degenerierten Spermien.

Hembree WC, Nahas GG, Zeidenberg P, Huang HF. Changes in human spermatozoa associated with high dose marihuana smoking. Adv Biosci. 1978;22: 429-39

Anabolika
Die Einnahme von Anabolika kann eine Ursache männlicher Unfruchtbarkeit sein. Bei vielen Freizeitsportlern fängt es ganz unspektakulär an, sie möchten gesund leben und gut aussehen. Und so trainieren mittlerweile 9,1 Millionen Menschen in Deutschland im Fitnessstudio. Von all diesen fitnessbegeisterten Menschen sind es 22 Prozent der Männer und 8 Prozent der Frauen die leistungssteigernde Mittel, sogenannte Anabolika, konsumieren. Davon erhoffen sie sich noch mehr Sportlichkeit und gleichzeitig ein perfektes Aussehen. Fett soll durch Muskeln ersetzt werden. Der Körper soll modelliert werde. Wenn es sein muss, mit diesen illegalen Medikamenten. Wer Anabolika nimmt, hofft auf Muskelwachstum – doch danach kommen Pickel, Impotenz und Organschäden. Junge Kraftsportler unterschätzen Experten

zufolge häufig die Langzeitfolgen von leistungssteigernden Substanzen. Wer anabole Wirkstoffe einnimmt, riskiert Impotenz, Unfruchtbarkeit, Brustwachstum mit Krebsgefahr sowie Nieren- und andere Organschäden, warnt die Deutsche Gesellschaft für Urologie (DGU) in Düsseldorf. Allerdings wird den Anabolika-Konsumenten das oft erst bewusst, wenn sie als Patienten beim Urologen landen – etwa, weil sie ihre Erektionsfähigkeit oder Zeugungsfähigkeit eingebüßt haben.

Anabole Steroide, auch Anabolika genannt, sind künstlich hergestellte Wirkstoffe, die dem männlichen Sexualhormon Testosteron nachempfunden sind. Testosteron bewirkt auf den ersten Blick viele Vorteile wie Muskelwachstum und Ausdauer, aber nach dem ersten Staunen kommen die besagten Nebenwirkungen.

Über Anabolika gibt es mittlerweile viele Studien[*] und alle belegen eindeutig den negativen Effekt auf die Spermienqualität. Die verschiedenen Wirkstoffe der Anabolika-Präparate ähneln dem Testosteron in seiner Struktur und Wirkung. Und genau diese Ähnlichkeit führt im Körper zu einer Störung, sodass er die körpereigene Produktion von Testosteron **einstellt**. Aber ohne ausreichend Testosteron kann keine Spermienproduktion stattfinden. Bei längerem Gebrauch kommt es zu einem Libido-Verlust und zu Störungen in der Erektionsfähigkeit.

Nach Absetzen der Präparate kann sich das Hormonsystem wieder regenerieren, jedoch ist es ungewiss, wie lange dieser Prozess dauert. Wahrscheinlich ist diese Regeneration von der Länge- und Dosierung des Wirkstoffes abhängig. Im schlimmsten Fall kann es Jahre dauern, bis sich die Spermienproduktion erholt.

Wenn Sie eine schlechte Spermienqualität aufgrund von Anabolika vermuten, ist es obligatorisch, dass Sie die Präparate sofort absetzten. Dringend ratsam ist es, dass Sie mit Ihrem Hausarzt Ihre Blutwerte regelmäßig überprüfen. Alle Empfehlungen zu Nahrungsergänzungsmittel können Sie problemlos anwenden.

*Anabolic steroids abuse and male infertilste, DOI: 10.1186/s12610-016-0029-4 Basic and Clinical AndrologyJournal officiel de la Société d'andrologie de langue française201626:2

Rauchen
Rauchen führt zu verschiedenen Krankheiten, das weiß heutzutage mittlerweile jeder. Aber inwieweit und wie sehr die Fruchtbarkeit unter der Folgen des Tabakkonsums leidet, sind sich viele Paare noch zu wenig bewusst. Wenn es dann längere Zeit mit dem Kinderwunsch nicht klappt, kommt auch das Thema Rauchen ins Gespräch und plötzlich wird klar, welche Auswirkungen es haben kann. Und trotzdem ist es enorm schwer, sich von diesem Laster freizumachen, aber der Kinderwunsch kann der ausschlaggebende Faktor sein, um es zu erreichen.

Viele Studien* zeigen, dass bei Rauchern das Erbgut in den Spermien geschädigt ist. Jede Zigarette führt zu Veränderungen an der DNA der Spermien. Forscher konnten nachweisen, dass bei Rauchern und sogar bei Passivrauchern das Abbauprodukt Cotinin, das durch das Nikotin entsteht, bis zu den Samenzellen gelangt und diese schädigt. Die Spermien werden unbeweglicher, weniger und allgemein schwächer. Diese Schäden können möglicherweise auch für Missbildungen von Embryos verantwortlich sein.

Man geht davon aus, dass Rauchen die Ursache von Fehlgeburten ist. Selbst die Erfolgsaussichten der Reagenzglasbefruchtung verschlechtern sich rapide, wenn der Mann raucht – um etwa 50 Prozent. Nikotin ist ein Nervengift, und der Teer im Zigarettenrauch ist für die Folgeerkrankungen zuständig. Nicht nur für den Raucher selbst, auch für den Passivraucher oder den Verlauf einer Schwangerschaft.

Auch wenn die Partnerin wegen ihrer eigenen Problematik in die Kinderwunschklinik geschickt wurde, darf der „noch rauchende" Partner seine Verantwortung zum Gelingen der Kinderwunschtherapie nicht bagatellisieren. Die mehr als 40 schädlichen Inhaltstoffe des Tabakrauches sind an vielen nicht erfolgreichen Kinderwunschtherapien maßgeblich beteiligt; je länger geraucht wird, umso mehr sinkt die Chance auf eine erfolgreiche Kinderwunschbehandlung. Sogar die Erfolgsaussichten bei einer Reagenzglasbefruchtung verschlechtern sich um etwa 50 Prozent bei Rauchern. Deshalb erscheint es unverzichtbar, während der Kinderwunschbehandlung jeglichen Tabakkonsum einzustellen, um die Erfolgsaussichten auf eine Schwangerschaft zu optimieren.

Direkte Auswirkungen des Nikotins auf Männer:

- **Erektionsstörungen (Erektile Dysfunktion)**
- **Das Erbgut der Spermien wird geschädigt**
- **Direkte negative Auswirkungen auf das Spermiogramm**
- **Die Anzahl und Beweglichkeit der Spermien verringert sich**
- **Begünstigt die Ansammlung giftiger Substanzen im Körper.**
- **Unter Männern, die unter Impotenz leiden, sind zwei Drittel Raucher. Somit gibt es hier das erste Hindernis für eine Befruchtung: Die Samenabgabe ist erschwert oder unmöglich.**

*Studie: Hamad MF, Shelko N, Kartarius S, Montenarh M, Hammadeh ME: Impact of cigarette smoking on histone (H2B) to protamine ratio in human spermatozoa and its relation to sperm parameters, Andrology. doi: 10.1111/j2047-2927.2014.00245.x

5 Medikamente

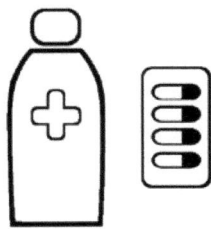

Auch bestimmte Arzneimittel können die männliche Fruchtbarkeit beeinträchtigen.

Daran sollten Sie denken, wenn bei Ihnen ein schlechtes Spermiogramm festgestellt wird. Verschiedene Medikamente beeinflussen direkt die Spermienqualität. Oft kann auf ein Präparat gewechselt werden, das keinen oder wenigstens einen geringeren Einfluss hat. Sprechen Sie Ihren Arzt oder Apotheker darauf an.

Folgende Krankheiten können durch die Gabe von Medikamenten die Spermienqualität beeinflussen:

- Rheumatide Arthritis – empfehlenswert eine mehrmonatige Therapiepause bei Kinderwunsch.
  Siehe Studie: Maintenance of fertility in patients with rheumatic diseases needing onlinelibrary.wiley.com/doi/10.1002/acr.20323/full
- Bluthochdruck – fragen Sie Ihren Arzt ob Ihr Medikament sich auf die Spermienbildung auswirkt
- Sodbrennen – H2-Blocker sind nicht gut für die Spermien
- Allergien – Das ansonsten harmlose Antihistaminikum Cetirizin könnte gegen ein kortisonhaltiges Nasenspray ausgetauscht werden
  Studie: Millsop, J.W., et al., Dermatologic medication ef-

fects on male fertility. Dermatol. Therapy 26 (2013) 337-346

- Epilepsie – auch hier befragen Sie Ihren Arzt zu Ihrem Medikament

- Depression – Psychopharmaka – hier sind es die SSRI-Antidepressive, die Einfluss auf die Spermienqualität haben
Studie: pharmazeutische Unternehmer - BfArM https://https://www.bfarm.de/SharedDocs/.../Arzneim ittel/.../ssri_spermienqualitaet.pdf? Bundesinstitut für Arzneimittel und Medizinprodukte Abwehr von Gefahren durch Arzneimittel, Stufe II. Serotonin-Wiederaufnahme-Inhibitoren (SSRI): Reversible Beeinträchtigung der Spermienqualität

- Schmerzzustände – Vorsicht ist geboten bei längerem regelmäßigen Gebrauch von Aspirin

  Studie: Martini, A.C., et al., Analysis of semen from patients cronically treated with low or moderate doses of aspirin like drugs. Fertil. Steril. 80 (2003) 221-222

- Alle Impotenzmittel wie Viagra sollten nicht eingenommen werden. Der Wirkstoff Sildenafil, der in Viagra und ähnlichen Präparaten enthalten ist, könnte die Fruchtbarkeit vermindern; zu diesem Ergebnis kam die Queen's University Dublin.

Vorsicht bei diesen Medikamenten:

- **Acetylsalicylsäure – Aspirin**
- **Morphin**
- **Methadon**
- **Fentanyl**
- **Antihistaminika – Fexofenadin und Cetirizin**
- **Psychopharmaka – Serotonin-Wiederaufnahme-**

hemmer (SSRI)
- Antiepileptika – Carbamazepin, Valproat und Oxcarbazepin
- Antihypertensiva – Nifedipin, Tamsulosin
- Calciumantagonisten
- Exogenes Testosteron – Finasterid
- H2-Blocker Cimetidin
- Spironolacton
- Antimykotikum Ketoconazol
- Digitalisglykoside
- Rheumatoide Arthritis – Azathioprin

6 Sport

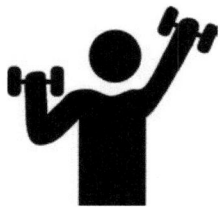

Regelmäßig Sport zu treiben, ist für Männer das natürlichste und gesündeste Mittel, um sie potenter und fruchtbarer zu machen.

Das ist das Ergebnis von verschiedenen Studien, die sich mit der Fruchtbarkeit des Mannes befassen. Durch eine regelmäßige sportliche Betätigung wird die Testosteronproduktion ganz natürlich angeregt. Nebenbei wird auch das Körpergewicht optimiert und der ganze Blutkreislauf auf Trab gehalten. Das führt langfristig zu einer allgemeinen Verbesserung der Gesundheit und demzufolge auch zu einer verbesserten Spermienqualität.

Sportliche Männer haben deshalb schnellere und auch mehr Spermien. Bestimmte Hormone, die den Herstellungsprozess der Spermien steuern, sind bei sportlich aktiven Männern vermehrt vorhanden.*

Und auch hier gilt: Den besten Nutzen können Sie erreichen, wenn die sportliche Aktivität in Maßen stattfindet. Das heißt, eine **leichte bis moderate halb- bis einstündige Tätigkeit an zwei bis drei Tagen in der Woche** ist ideal. Mehr muss nicht sein. Sie sollen sich nach dieser sportlichen Tätigkeit wohl fühlen und nicht ausgezehrt oder ausgelaugt. Wenn das der Fall ist, haben Sie sich schon überanstrengt, und es wird sich kein positiver Effekt zeigen.

Der gegenteilige Effekt tritt ein, wenn Sie zu viel Sport machen, auch das wurde in einer Studie untersucht* und dokumentiert.

Die besten Sportarten sind Ausdauersport wie:

- Joggen
- Schwimmen
- Nordic Walking

Abzuraten ist von:

- intensivem Fahrradfahren – langes Sitzen auf dem Sattel führt zu Durchblutungsstörungen an den Geschlechtsorganen
- extremen Ausdauersportarten – zu viel Stresshormon Cortisol wird ausgeschüttet und das senkt den Testosteronspiegel

*Br J Sports Med. 2015 Feb;49(4):265-70. doi: 10.1136/bjsports-2012-091644. Epub 2013 Feb 4. Physical activity and television watching in relation to semen quality in young men.

7 Umweltfaktoren und was können Sie dagegen tun?

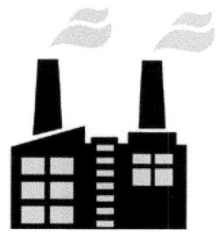

Die Spermien-Qualität nimmt in westlichen Gesellschaften stetig ab. Bei 40 Prozent der Paare, die an Unfruchtbarkeit leiden, ist die Qualität der männlichen Spermien die Ursache.

Die menschliche Gesundheit und folglich auch die Fruchtbarkeit sind aufs Engste mit Umwelteinflüssen verbunden. Reine Luft, sauberes Trinkwasser, eine intakte Natur – das sind Voraussetzungen für ein gesundes Leben. Umweltprobleme fördern und gipfeln demzufolge in Fruchtbarkeitsproblemen.

Die eigentlichen Ursachen scheinen mit unserem modernen Lebensstil zusammen zu hängen. Über die wirklichen realen Faktoren weiß man aber noch nichts Genaues, es gibt Anhaltspunkte, dass verschiedene Ursachen gemeinsam das Problem verstärken. Das bezieht sich hauptsächlich auf die Spermienanzahl, die Beweglichkeit und auch die Morphologie. Eine konstante Schadstoffbelastung im Lebensumfeld kann den männlichen Organismus schwächen und schlechte Spermien hervorbringen. Zu diesen Schadstoffbelastungen gehören Toxine im Trinkwasser, Pestizidrückstände in der Nahrung, Pestizidrückstände in der Kleidung, hormonbelastete Körperpflegemittel, synthetische Lebensmittelzusätze (die meisten E-Nummern), nicht wahrnehmbare Ausdünstungen von Wohngiften wie Kleber etc., Sojaprodukte und Kunststoffe, die hormonähnliche Wirkungen haben*

Bisphenol A
Bisphenol A ist eines der Lebensmittelgifte, die die Qualität von Spermien massiv beeinträchtigen können. Ein ganz wichtiges Thema ist hierbei das Trinkwasser aus Plastikflaschen, weil es größtenteils mit Bisphenol A belastet ist. Es kommt zu dieser Belastung, weil die Kunststoffflaschen im Gegensatz zu Glas nicht gasdicht sind. Der Kunststoff der Flaschen ist porös und es können sich schädliche Substanzen herauslösen. Bei kohlensäurehaltigen Getränken ist dieser Vorgang noch erheblicher, ebenso wenn sich die Flüssigkeit erwärmt. Wie das zum Beispiel vorkommt, wenn man eine Flasche längere Zeit in der Sonne liegen lässt. Bei Konservendosen, die säurehaltiges Gemüse, Obst oder Lebensmittel enthalten, wird die Chemikalie Bisphenol A genauso aus der Innenummantelung direkt an das Produkt abgegeben und gelangt dann mit dem Konsum in den Körper. Plastikflaschen, Konservendosen und Getränkedosen sind innen mit Kunststoff ummantelt.

Deshalb sollte man auch folgende Produkte komplett meiden:

- **Wasserflaschen aus Plastik**
- **Softdrinks aus Plastikflaschen**
- **Getränke in Dosen**
- **Gemüsemais aus der Dose**
- **Thunfisch aus der Dose**
- **Sauerkraut aus der Dose**
- **Tomatensauce oder Saft in Dosen**
- **Ravioli**
- **In Essig eingelegtes Gemüse oder Obst in Dosen**

Bisphenol A ist die gängige Ausgangssubstanz für viele Kunststoffe, die im täglichen Leben ihre Anwendung finden. Unter anderem in Kunststoffflaschen, Lebensmittelverpackungen, Plastikspielzeug und Wasserflaschen. Bisphenol A kann sich aus diesen Verpackungen und Flaschen lösen und in den Organismus gelangen.

Zwei voneinander unabhängige Studien konnten 2010 nachweisen, dass Bisphenol A die Spermienqualität massiv beeinträchtigt.
Auf diese Studie wurde im Deutschen Ärzteblatt vom 4.8.2010 hingewiesen. (Reproductive Toxicology 2010; doi: 1o.1016/j.reprotox. 2010.07.005).* Diese Studie wurde am 29.10.2010 online unter dem Titel „Urine bisphenol A (BPA) level in Relation to semen quality in der Zeitschrift „Fertilität and Sterilität" veröffentlicht.

In einer dieser Studien konnten die Wissenschaftler der Universität von Michigan in Ann Arbor belegen, dass Bisphenol A die Qualität der Spermien beeinträchtigt und die DNA-Schäden in den Samenzellen erhöht. Es zeigte sich, dass bei 93 Prozent der Probanden Bisphenol A im Urin nachweisbar war. Bei den Probanden mit den hohen Konzentrationen von Bisphenol A im Urin war in 23 Prozent der Fälle die Spermienqualität beeinträchtigt und es wurden rund 10 Prozent mehr DNA-Schäden festgestellt. Dagegen wurde bei den Probanden mit geringer Bisphenol-A-Konzentration im Urin auch eine deutlich geringere Beeinträchtigung der Spermienqualität beobachtet.**

In einer weiteren Studie wurde anhand von freiwilligen Teilnehmern nachgewiesen, dass der Bisphenol-A-Gehalt im Urin bereits unmittelbar nach dem Verzehr von Konservennahrung erheblich ansteigt. Nach fünf Tagen Konservennahrung wurde im Urin ein Wert von durchschnittlich 20,8 Mikrogramm Bisphenol A pro Liter festgestellt. In der Kontrollgruppe (Teilnehmer, die keine Konservennahrung zu sich nahmen) lag der Wert bei nur 1,1 Mikrogramm. Und diese Steigerung ergab sich schon nach wenigen Tagen.

Überlegen Sie jetzt einmal, wie viel Sie davon aufnehmen, wenn Sie Ihr Leben lang einfach nur Wasser aus Plastikflaschen trinken. Dann ist es nicht verwunderlich dass sich gesundheitliche Veränderungen oder Fruchtbarkeitsprobleme zeigen. Achten Sie jetzt immer darauf und Sie werden feststellen, dass es in kurzer Zeit eine ganz einfache Umstellung ist. Es finden sich alle Produkte ebenso in unbedenklichen Glasflaschen.

Aluminium
Über die Gefahr, die von Aluminium auf die Gesundheit ausgeht, wurde durch verschiedene Studien schon hingewiesen. Von der europäischen Behörde für Lebensmittelsicherheit (EFSA) wurde die erlaubte tägliche Mindestaufnahme auf ein Milligramm Aluminium je Kilogramm Körpergewicht festgelegt. Die Gründe hierfür sind ganz eindeutig. Aluminium ist ein Gift für das Nervensystem, das die Fruchtbarkeit und ungeborenes Leben schädigen kann. Wenn es sich im Körper einlagert, kann es für viele Gesundheitsprobleme verantwortlich sein, mittlerweile werden sogar Alzheimer und Brustkrebs in Verbindung mit Aluminium untersucht.

Wenn man an Aluminium denkt, kommt einem natürlich zuerst die altbekannte Alufolie als Verpackungsmaterial in den Sinn. Es ist aber auch in Deos weit verbreitet sowie in Sonnenschutzmitteln und Make-up. Unter anderem ist es als Lebensmittelfarbstoff zugelassen und in vielen Süßigkeiten und Kuchendekorationen zu finden. Es ist ein Leichtmetall und es wird jetzt immer häufiger in Fleisch, Fisch, Obst, Gemüse, Getreide, Gewürzen und Tee sowie im Trinkwasser nachgewiesen werden kann.

Wenn es als Verpackungsfolie benutzt wird, besteht die Gefahr, dass sich durch Säure und Salze Aluminiumteilchen lösen und in die Lebensmittel übergehen können. Um diese gesundheitlichen Belastungen zu vermeiden, rät die Verbraucherzentrale Hamburg (VZHH), Alufolie und Aluminiumgeschirr nicht mit säure- oder stark salzhaltigen Lebensmitteln in Kontakt zu bringen. Zwar stehen entsprechende Hinweise seit einiger Zeit auf der Verpackung der Folie. Doch diese würden von den Herstellern oft zu klein aufgedruckt, so die Kritik.

Die neuste und besorgniserregendste Studie wurde im Fachmagazin „Reproductive Toxicology" veröffentlicht. Dabei wurde mithilfe einer Atomabsorptionsspektrometrie die Aluminiumkonzentration von 62 Spermienproben gemessen und durch eine zytologische Analyse, auf Aluminium getestet. Dabei zeigte sich, dass sich Aluminium selbst in einzelnen Samenzellen ablagern kann und damit die Fruchtbarkeit der Männer direkt beinträchtigen kann. Bei Patienten, die an einer mit Oligospermie (geringe Spermienzahl) litten, ließen sich höhere Konzentrationen an Aluminium im Körper feststellen, während bei Patienten mit einer guten Spermienqualität deutlich weniger Aluminium nachweisbar war.

Der gemessene Aluminiumwert bei allen 62 Spendern war mit einem Wert von 339 Teilen pro Milliarde (ppb) relativ hoch. Aber bei den Männern, wo der Wert über 500 ppb lag, gab es das schlechteste Ergebnis in der Qualität und Quantität der Spermien.

*1 Nachlesbar in folgender Studie: Keele University. „Exposure to aluminum may impact on male fertility, research suggests." ScienceDaily. ScienceDaily, 21 October 2014. <www.sciencedaily.com/releases/2014/10/141021085114.htm>.

Handy-Strahlung

Auch mit der Handy-Strahlung wird die schleichende Verschlechterung der allgemeinen Spermienqualität in Verbindung gebracht. Es lassen sich mittlerweile Unmengen von Studien finden, die dies zu bestätigen scheinen, was Mediziner schon lange vermutet haben: Die elektromagnetische Strahlung von Mobiltelefonen kann die männliche Fruchtbarkeit schädigen. In der Technischen Universität von Haifa, wurde das Ergebnis einer solchen Studie folgendermaßen zusammengefasst: Scheinbar sind es die typischen Nutzungsgewohnheiten des Mobiltelefons, die zu einem erheblichen Rückgang der Spermienzahl bei Männern führen. Hauptsächlich sind Männer betroffen, die das Telefon nahe am Körper und in der Nähe der Hoden tragen. Der schädigende Einfluss ergibt sich, wenn das Handy weniger als 50 cm vom Schritt entfernt getragen wird. Ein weiterer negativer Einfluss entsteht, wenn das Telefon während des Ladens genutzt wird. Die Anzahl der Spermien wird wesentlich geringer, und die Wissenschaftler empfehlen deshalb, nicht länger als eine Stunde täglich mit dem Mobiltelefon zu telefonieren oder dieses nicht zu nutzen, während es aufgeladen wird.

Cell phone use may reduce male fertility, Austrian-Canadian study suggests. T. Gutschi, B. Mohamad Al-Ali, R. Shamloul, K. Pummer, H. Trummer. Impact of cell phone use on men's semen parameters. *Andrologia*, 2011; DOI: 10.1111/ j.1439-0272. 2010. 01075.x University of Exeter. „Cell phones negatively affect male fertility, new study suggests." ScienceDaily. ScienceDaily, 9 June 2014. <www.sciencedaily.com/ releases/2014/06/140609205658. htm> Gutschi et.al. (2011). Impact of cell phone use on men's semen parameters. Andrologia, Volume 43, issue 5

ToxFox*

Kennen Sie schon ToxFox*? Es ist eine kostenlose App, um damit Ihre Alltagsprodukte auf Schadstoffe zu prüfen. Unsichtbar, immer präsent und in einer Vielzahl von Alltagsprodukten enthalten sind Schadstoffe, die mit Erkrankungen wie Krebs oder Unfruchtbarkeit in Verbindung gebracht werden. Der BUND hat mit der ToxFox-App einen Produktcheck entwickelt, der Verbrauchern hilft, Alltagsprodukte wie Kosmetik- und Kinderartikel auf Schadstoffe zu prüfen.

Aber auch **Sonnencreme***, **Zahnpasta*,** Federmappen, Faschingskostüme: Tests weisen immer wieder schädliche Chemikalien in Alltagsprodukten nach. Diese Schadstoffe können sich im Körper anreichern – mit fatalen Folgen für die Gesundheit. Deshalb setzen wir auf Prävention: Mit dem ToxFox können Verbraucher Schadstoffe aufspüren, ihre Gesundheit schützen und Herstellern klar machen: Wir wollen Produkte ohne Gift.

Wichtig – *Sonnencreme und Zahnpasta prüfen – auch sie enthalten oft schädliche Wirkstoffe für die Spermien

Scannen, fragen, giftfrei einkaufen
Unterwegs mit dem Smartphone im Geschäft oder zu Hause in Bad und Kinderzimmer – es geht ganz einfach. Um Kosmetik zu checken, bleibt alles wie gehabt: Barcode scannen, **hormonelle Schadstoffe** erkennen. Der ToxFox gibt Auskunft über mehr als **80.000** Körperpflegeprodukte.
Jetzt neu: Die Giftfrage. Denn auch andere Produkte enthalten Schadstoffe – leider auch solche für Kinder, wie **Spielzeuganalysen des BUND** ergaben. Was also tun? Fragen! Denn Verbraucher haben ein **Auskunftsrecht**. Wenn Kinderprodukte mit der ToxFox-App gescannt werden und noch keine Infos für den Artikel hinterlegt sind, können Nutzer das ändern: mit der Giftfrage an den Hersteller. Dieser ist gesetzlich verpflichtet, innerhalb von 45 Tagen offen zu legen, ob sein Produkt besonders gefährliche Stoffe enthält. Die Antwort fließt wiederum in die Datenbank ein und steht bei der nächsten Anfrage sofort zur Verfügung. Der ToxFox wird immer schlauer – und mit ihm seine Nutzer.

Viel hilft viel: Fragen und Schadstoff-Infos sammeln.
Gemeinsam sind Verbraucher stark. Je mehr Menschen von ihrem Auskunftsrecht Gebrauch machen, desto schneller tragen wir Schadstoff-Infos über Kinderprodukte zusammen. Und desto auskunftsstärker wird der ToxFox. Mehr als eine Million Menschen nutzen bereits die App und scannen für mehr Transparenz und bessere Produkte.

*Quellen://www.bund.net/jetzt-unterstuetzen/weitere-moeglichkeiten/
https://www.bund.net/themen/chemie/toxfox/

8 Unterschätzter Faktor: Stress

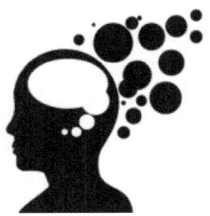

Stress ist schon lange für seine negative Wirkung auf unsere Gesundheit bekannt.

Aber die wenigsten denken dabei an die Spermienqualität, und doch ist es so, auch sie kann durch Stress massiv beeinflusst werden. Unter Stress arbeiten die Nebennieren auf Hochtouren, sie schütten vermehrt Cortisol aus, dadurch kommt es zu einem negativen Einfluss auf bestimmte Hormone, die infolgedessen den Testosteronspiegel senken.

Wenn das Kinderwunsch-Thema schon lange Zeit Teil der Partnerschaft ist und die Partnerin nur noch dieses Ziel verfolgt, alles Erdenkliche unternimmt, um ein Kind zu bekommen, wird auch unweigerlich der Mann unter Druck gesetzt. Sobald auch noch die Untersuchungen feststellen, dass eine schlechte Spermienqualität die Ursache ist, werden sich auch beim Mann Versagensängste und Überforderung früher oder später einstellen.

Wenn darüber hinaus auch noch der Geschlechtsverkehr nur an einem bestimmten Tag stattfinden muss, ist meistens das Kinderwunschthema auch beim Partner als Stressfaktor angekommen. Manchmal geht es soweit, dass es zu Erektionsstörungen oder Libido-Verlust kommt; das kann sogar relativ jungen Männern passieren. Es ist nichts Außergewöhnliches, einfach nur eine emotionale, körperliche Antwort auf den

Stress.
US-amerikanische Forscher haben den Einfluss von Stress auf die Spermienqualität ausgiebig untersucht. Dabei kamen sie zu der Erkenntnis, dass Stress allgemein eine Gefahr für die männliche Fruchtbarkeit ist, aber dass verschiedene Formen von Stress auch unterschiedliche Auswirkungen auf die Spermienschädigung haben.

Die größte Schädigung geht von individuell empfundenem Stress aus. Damit sind Partnerschaftskonflikte gemeint, die durch einen langen und nervenaufreibenden Kinderwunsch zu Beziehungskrisen werden. Das kann so weit gehen, dass der Partner temporär unfruchtbar wird. Individuell empfundener Stress ist für Männer unter anderem Arbeitslosigkeit oder eine Scheidung. Sogar wenn die Arbeitslosigkeit von den Männern gar nicht als extrem stressig empfunden wurde, hatte sie doch nachweislich einen starken Einfluss auf die Spermienqualität. Interessant bei diesen Untersuchungen ist unter anderem, dass sie zeigen, dass der wahrgenommene Stress im Job fast keinen nachweisbaren negativen Effekt auf die Fruchtbarkeit ausübt. Auch wenn dieser Stress für die Männer sehr klar und deutlich spürbar war.

Aber was bedeutet das jetzt für Sie, wenn Sie eine schlechte Spermienqualität aufweisen? Es ist ganz eindeutig. Identifizieren Sie zuallererst **Ihren** persönlichen Stress. Wo stehen Sie? Fühlen Sie sich sehr unter Druck gesetzt durch das Kinderwunsch-Thema? Es ist absolut verständlich, dass auch Ihnen der Umgang mit Ihrem Kinderwunsch-Thema sehr zusetzt. Um Ihre persönliche Belastung genauer einschätzen zu können, ist es notwendig zu unterscheiden, ob es ein Problem Ihrer Partnerin ist oder ob Ihre Spermienqualität die Ursache ist. Oder sogar beide Partner beteiligt sind. **Diese erste Einschätzung ist die Basis.**

Wenn die Ursachen nur bei Ihnen liegen, ist es verständlicherweise für Sie ein subjektiv stärkeres Problem als wenn Ihre Partnerin davon betroffen ist. Wenn beide Partner ursächlich beteiligt sind, ist es nochmals eine andere Situation.

Ein weiterer wichtiger Schritt ist, Ihre Paarbeziehung anzuschauen. Was macht dieses Problem mit Ihrer Partnerschaft? Fühlen Sie, dass Sie gemeinsam die Situation meistern? Oder sind Sie schon auf das ganze Thema allergisch? Kann Ihre Partnerin ganz offen über Ihre Ängste und Sorgen immer mit Ihnen sprechen? Oder ist Ihnen das Thema schon zu dominant? Das gibt einen Hinweis auf Ihren individuell empfundenen Stress. Wenn Sie sich mit Ihrer Partnerin darüber im Klaren sind, dass Sie zwar ein Problem haben, aber gemeinsam daran arbeiten es zu bewältigen, dann sind Sie auf dem richtigen Weg. Das heißt, dass Ihr Kinderwunschproblem nicht zum alleinigen Thema in Ihrer Partnerschaft werden sollte. Es gibt viele andere Dinge in Ihrem Leben, für die es sich lohnt, dass Sie zusammen sind. Sie finden Freude an Ihrem Zusammensein, nicht nur an einem bestimmten fruchtbaren Tag. Sie stützen sich gegenseitig, wenn es für einen der Partner temporär schwerer zu sein scheint. Sie sind sich darüber im Klaren, dass Sie zwar alles für Ihren Kinderwunsch tun, aber nicht den Rest Ihres Lebens damit verbringen wollen. So oder ähnlich könnten Ihre Überlegungen und Gedanken sein.

Zuerst ist es wichtig zu erkennen, was die Hauptursache Ihres Problems ist, nur dann können Sie gezielt etwas unternehmen, um die Situation nicht zu verschlimmern. Alle körperlichen Ursachen können durch eine ausgeglichene Ernährung, regelmäßigen Sport, die passenden Nahrungsergänzungsmittel und genügend Schlaf bedeutend verbessert werden.

Aber die emotionalen Ursachen brauchen eine professionelle Begleitung. Das kann eine Paartherapie sein oder auch eine individuelle Begleitung. Scheuen Sie nicht, sich rechtzeitig Hilfe zu holen, Ihre Beziehung wird es Ihnen danken!

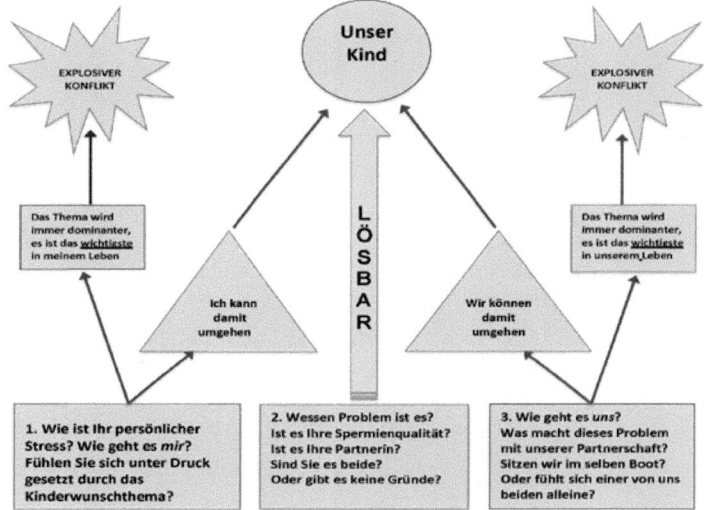

Das oben stehende Diagramm zeigt, ob es ein mühseliger Weg ist, der zu Ihrem Kind führt.

1. Zuerst beantworten Sie sich aufrichtig die erste Frage in dem Kästchen. In welchem Ausmaß **Sie persönlich** das Kinderwunschthema trifft. Wenn Sie sich für das Dreieck entscheiden, und damit für Sie das Thema ernst ist, aber doch nicht so dominant, dann sind Sie auf dem richtigen Weg zu Ihrem Kind. Ist das Kinderwunschthema aber so dominant in Ihrem Leben dass es nichts Wichtigeres mehr für Sie gibt, dann steuern Sie früher oder später auf einen explosiven Konflikt hin, der Ihre Partnerschaft und Ihre Lebensqualität negativ beeinflusst.

2. Im 2. Kästchen geht es um die „technische" Frage, bei wem von Ihnen beiden die körperlichen Ursachen der Unfruchtbarkeit liegen. Mit der heutigen modernen Reproduktionsmedizin ist ein Großteil all dieser Auslöser behandelbar. Hier ist es wichtig mit Zuversicht die Be-

handlung zu erleben und zu vertrauen, dass es früher oder später zu einer Schwangerschaft kommt.

3. Im 3. Kästchen geht es um Ihre Partnerschaft: in wieweit wird sie durch das Kinderwunschthema strapaziert. Auch hier sehen Sie deutlich, dass ein relativ konstruktiver Umgang mit dem Thema zu Ihrem Kind führt. Im Gegenteil aber ein explosiver Konflikt entsteht, wenn es auch hier das beherrschende Problem Ihrer Partnerschaft ist.

Für die körperlichen Probleme ist die Medizin zuständig, für Ihre emotionale Grundhaltung sind Sie selbst zuständig. Aber diese positive oder negative Grundhaltung ist auch ein entscheidender Faktor bei der Verwirklichung ihres Kinderwunsches und dem Erhalt Ihrer Paarbeziehung.

9 Ernährung verbessern

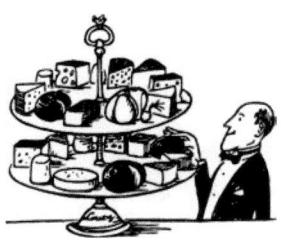

Wenn Sie sich gesund ernähren, verbessern Sie den Allgemeinzustand Ihres ganzen Körpers und damit natürlich auch Ihre Spermienqualität.

Eine gesunde Ernährung beinhaltet ein abwechslungsreiches Essen mit frischen Zutaten, wobei Obst und Gemüse am besten regional und saisonal gewählt werden. Die männliche Fruchtbarkeit wird durch die richtige Ernährung verbessert. Die Anzahl und die Qualität der Spermien wird erhöht.

Alkohol

Die Fruchtbarkeit ist nicht der einzige Grund, um auf die Ernährung zu achten. Mittlerweile gibt es viele Studien, die belegen, dass schlechte Ernährungsgewohnheiten und regelmäßiger intensiver Alkoholkonsum nicht nur die Qualität und Quantität der Spermien beeinflussen, auch das spätere Geburtsgewicht des gezeugten Kindes ist niedriger. Ein extrem niedriges Geburtsgewicht kann sich auf die Gesundheit und die Entwicklung des Kindes auswirken. Das Thema Alkohol ist für viele Männer eine Herausforderung. Sie fühlen sich sehr eingeschränkt, wenn sie auf Ihr tägliches Feierabendbier oder Wein verzichten sollen. Internationale Studien bestätigen aber eindeutig, dass schon ab einem wöchentlichen Konsum von 5 Flaschen Bier die Spermienqualität leidet. Und je mehr getrunken wird, umso deutlicher verschlechtert sich die Qualität. Das bedeutet ganz klar, dass Sie Ihren Alkoholkonsum so weit wie möglich reduzieren sollten. Ein gelegentlicher Genuss, wo man(n) die Menge beachtet, ist durchaus möglich und darf auch sein. Und wenn wir schon beim Trinken sind: Trinken Sie immer viel Wasser! Reduzieren oder streichen Sie komplett alle Softdrinks wie Cola und ähnliches. Es gibt tatsächlich sogar eine Studie, die den Cola-Konsum und die Auswirkungen auf die Spermaqualität untersucht *2. Bei einem täglichen Konsum von mindestens einem Liter Cola sinkt die Anzahl der Spermien um 30 Prozent.

Übergewicht
Achten Sie auf Ihr Gewicht, auch das ist wichtig für Ihre Zeugungskraft. Die Wissenschaft kann auch hier mit verschiedenen Studien aufwarten, die alle zeigen, dass übergewichtige Männer einen veränderten Hormonspiegel aufweisen, der dazu führt, dass weniger Testosteron zur Verfügung steht. Bei übergewichtigen Männern findet sich dreimal häufiger die Diagnose „Unfruchtbar" wie bei normalgewichtigen Männern. Je mehr Übergewicht vorhanden ist, umso schlechter wird die Spermienqualität, dabei ist extremes Übergewicht sehr ungünstig. Der Body-Mass-Index (BMI) spielt eine entscheidende Rolle für die Anzahl gesunder, normal gestalteter Spermien. Wenn Sie einen BMI über 30 haben, können Sie mit einer Gewichtsreduktion die Spermienzahl, Spermienkonzentration und das Samenvolumen deutlich verbessern.* Männer mit einem BMI von über 30 und einem Hüftumfang von mehr als 102 cm sind fettleibig.

*Shayeb AG, Harrild K, Mathers E, Bhattacharya S. An exploration of the association between male body mass index and semen quality. Reprod Biomed Online. 2011;23(6): 717-23

Untergewicht
Auch ein starkes Untergewicht kann bei Männern zu einem erniedrigten Testosteronspiegel führen und damit zu einer eingeschränkten Funktion seiner Keimdrüsen. Ein Body-Mass-Index unter 18,5 weist in Verbindung zu einer durchschnittlichen Größe auf ein zu niedriges Gewicht hin.

Kaffee, Energie Drinks, Schokolade und schwarzer Tee
Jetzt denken Sie wahrscheinlich: *Auch das noch..., sogar der geliebte Kaffee oder die Schokolade sollen die Spermienqualität beeinträchtigen?* Ja, es ist wirklich so, ein erhöhter Kaffeekonsum oder auch Schwarztee oder Schokolade, sogar Coca Cola können offenbar die Qualität der Spermien beeinträchtigen. Und dabei geht es um das Koffein in diesen Produkten. Meistens ist es den Verbrauchern gar nicht bewusst, dass Koffein sogar in Kaugummis oder Schmerzmitteln enthalten sein kann. Das muss jetzt nicht heißen, dass Sie Ihren Konsum von Kaffee, Schokolade, Softdrinks komplett streichen, nur kann man sich einmal überlegen, wie viel man davon zu sich nimmt. Zu Problemen kommt es erst dann, wenn die Gesamt-Koffeinmenge zu hoch ist.

Zusammenfassend belegen die Studien Folgendes:
- **Koffein hat einen Einfluss auf die Fruchtbarkeit**
- **Dieser Einfluss hängt von der Gesamtmenge ab**
- **Schon drei Tassen Kaffee, das sind circa 300 mg Koffein, haben einen schädigenden Einfluss auf die Spermien. Auch Tee, Schokolade, Coca Cola und Kakao enthalten Koffein, das sollte dazugerechnet werden**

Ab 265 Milligramm Koffein reduziert sich um 50 Prozent die Chance auf eine erfolgreiche Befruchtung im Gegensatz zu Männern, die nur 88 Milligramm Koffein zu sich nehmen, dies teilte die „Amerikanische Gesellschaft für Reproduktionsmedizin" nach verschiedenen Studien mit. Möglicherweise schädigt Koffein die Spermien auf molekularer Ebene, was dann bei einer Schwangerschaft sogar zu Fehlgeburten führen kann. Nicht zu leugnen sind natürlich die vielen positiven Effekte, die Koffein auf den Körper hat, angefangen als morgendlicher Muntermacher, bis zu einer verbesserten Nieren- und Herzfunktion. **Dabei kommt es nur auf die richtige Menge an.**

Wenn Sie diese Information rund um das Koffein auf Ihre Alltagsgewohnheiten beziehen möchten, könnte das heißen: Sie können täglich einen Kaffee, eine Cola und etwas Schokolade essen, damit währen Sie im grünen Bereich **unter 265 Milligramm**. Oder auch zwei Kaffee und etwas Milchschokolade. Oder einen Latte macchiato und zwei Tassen grünen Tee, oder schauen Sie einfach, wo Sie nicht sparen möchten.

Wie viel Koffein ist in welchem Getränk?

Tasse Filterkaffee	125 ml	80-120 mg Koffein
Tasse Instantkaffee	125 ml	100 mg Koffein
Tasse entkoffeinierter Kaffee	125 ml	3 mg Koffein
Espresso	50 ml	50-100 mg Koffein
Latte macchiato (Basis 1 Espresso)	200 ml	50-100 mg Koffein
Becher Schwarzer Tee	250 ml	70 mg Koffein
Becher Grüner Tee (nicht Kräutertee!)	250 ml	66 mg Koffein
Becher Kakao	250 ml	16 mg Koffein
Energydrink	250 ml	80 mg Koffein
Glas Cola	200 ml	30-70 mg Koffein
Zartbitterschokolade	100 g	10-80 mg Koffein
Milchschokolade	100 g	15-20 mg Koffein

Quelle: Deutsche Gesellschaft für Ernährung/Stiftung Warentest

Studie zu Coca Cola und Koffein: Jensen TK, Swan HH, Slakkebak N, Dassmussen S, Jorgensen N. Caffein Intake and Semen Quality in a Population of 2554 Young Danish Men. American J. of Epidemie 2010 171:883-891

*1 Studie, zu viel Kaffee: Reprod Biol Endocrinol.
*2 Studie, zu Lifestyle und Kaffee 2012 Dec 24;10:115. doi: 10.1186/1477-7827-10-115.

Soja
Sojaprodukte können für eine Vielzahl von Gesundheitsproblemen verantwortlich sein. Das können Allergien und Nahrungsunverträglichkeiten, Schilddrüsen-Probleme bis hin zu einer verringerten Spermienanzahl sein. Besonders stark trifft dies auf Männer zu, die viele Sojaprodukte essen und zusätzlich übergewichtig sind. Der häufige Verzehr von Sojaprodukten kann sich dabei auf die Anzahl der Spermien auswirken. Schon eine Mahlzeit mit Sojaprodukten am Tag kann die reguläre Anzahl halbieren. Warum ist das so? Soja enthält Phytohormone, das sind pflanzliche Wirkstoffe, die unseren körpereigenen Hormonen sehr ähnlich sind. Und wie bei allen Hormonen suchen auch die Phytohormone nach Rezeptoren, an denen sie andocken können, um ihre Wirkung zu entfalten. Alle Stoffe, die an Hormonrezeptoren binden, können in körpereigene Regulationsvorgänge eingreifen – egal, ob es menschliche Hormone sind oder die pflanzlichen Phytohormone. Zum Beispiel können sie die Funktion der Schilddrüse ungünstig beeinflussen; auch zeigen Studien an Tieren, dass bestimmte Isoflavone – also Phytohormone (Genistein) – in geringer Dosierung das Tumorwachstum fördern. Wahrscheinlich trifft das noch mehr auf gentechnisch veränderte Sojabohnen zu.

Die meisten Rohstoffe der Sojaprodukte werden größtenteils aus den USA, Argentinien und Brasilien eingeführt, wo fast ausschließlich gentechnisch veränderte Sorten angebaut werden. Im Gegensatz zu den Asiaten ist der Körper der Europäer nicht an Soja gewöhnt; wenn im mittleren Lebensalter plötzlich viel Soja konsumiert wird, ist das nochmals ganz anders, als wenn der Körper von frühster Kindheit das Produkt kennt. Dazu kommt auch noch, dass die Asiaten hauptsächlich fermentiertes Soja zu sich nehmen, und das hat mit den bei uns typischen Sojaprodukten wenig zu tun. Bei Kinderwunsch sind deshalb Sojaprodukte grundsätzlich zu vermeiden, und das trifft gleichermaßen auf Frauen wie Männer zu.

Achten Sie auf Folgendes:

- Reduzieren Sie Ihren Alkoholkonsum, so weit Sie können. Einen gelegentlichen Drink können Sie sich erlauben, aber Studien belegen, dass der tägliche Konsum von Wein, Bier oder Spirituosen den Testosteronwert und die Spermienmenge mindern und die Anzahl abnormer Spermien erhöhen kann. Dementsprechend höchstens 2-3 x die Woche, Bier oder Wein, Hochprozentiges noch weniger.
- Keine oder wenig Cola und Limonaden
- Kaffee und schwarzer Tee, wenn möglich nicht mehr als eine Tasse täglich *1
- Auch Kakao und Schokolade sollten gemieden werden
- Alle Sojaprodukte weglassen, denn dadurch werden weniger Hormone gebildet.

Wie sieht nun eine gesunde vitalstoffreiche Ernährung für einen zukünftigen Vater aus?

- Trinken Sie genügend Wasser
- Täglich ein Esslöffel Brennnesselsamen aufs Brot, in den Joghurt, über den Salat gestreut oder pur
- Essen Sie viele Lebensmittel, die reich an Vitamin C sind, denn das verringert das Risiko geschädigter Spermien. Orangen, Äpfel
- Zink ist wichtig, mindestens 12 bis 15 mg pro Tag. Verschiedene Studien belegen, dass sogar kurzzeitiger Zinkmangel die Samenmenge und Testosteronwerte senken kann.
- Rindfleisch (85 g liefern 4,5 mg Zink), Weiße Bohnen in Tomatensoße (170 g enthalten 3,55 mg Zink) und Hühnerfleisch 2,38 mg Zink in 85 g Fleisch
- Kalzium und Vitamin D brauchen Sie regelmäßig, es findet sich in fettarmer Milch, Joghurt, Lachs

- **Vollkornprodukte: Wenn möglich keine Weizenprodukte, bevorzugen Sie Dinkel oder Hafer**
- **Gemüse nicht verkocht, nur gedünstet oder roh.**
- **Öfter mal einen grünen Smoothie**

Wenn Sie sich an eine gesunde Ernährung halten, d.h. viel Obst, Gemüse, Vollkornprodukte, fettarme Milchprodukte und mageres Fleisch zu sich nehmen, dann werden Sie im Endeffekt in Topform sein, um Vater zu werden. Da die Produktion neuer Spermien etwa drei Monate dauert, werden sich Nahrungsumstellungen oder das Abgewöhnen des Rauchens auch erst nach einem Vierteljahr in der Spermienqualität bemerkbar machen!

10 Rezepte

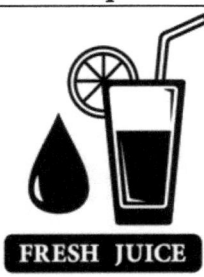

Müslirezept und Vitamincocktails zur Verbesserung der Spermienqualität

Wenn Sie überhaupt keine Lust haben, regelmäßig Vitamintabletten und Nahrungsergänzungsmittel zu nehmen, gibt es auch die „Bio"-Variante, um Ihre Spermienqualität zu verbessern. Damit ist natürlich eine gesunde nährstoffreiche und bewusste Ernährung gemeint. Die allgemeinen Grundlagen für eine gute Ernährung berücksichtigen Sie wahrscheinlich schon, hier gebe ich Ihnen kinderleichte Möglichkeiten, dies noch zielgerichteter auf die Spermienqualität zu tun.

Powermüsli

Es handelt sich hierbei um eine Müsligrundlage, die Sie in Ihren täglichen Speiseplan ganz einfach integrieren können. Wenn Sie diesen Power-Cocktail täglich mit einer gesunden Ernährung kombinieren, die reichlich Gemüse, Obst, Eier und auch Fleisch beinhaltet, kann sich damit Ihre Spermienqualität verbessern. Die verschiedenen, meist sehr teuren Nahrungsergänzungsmittel und Vitamine aus der Apotheke sind in Ihrer Dosierung höher, aber vielleicht nicht unbedingt effektiver. Die Bioverfügbarkeit einer natürlichen Mahlzeit ist immer einem künstlichen Produkt vorzuziehen.

Um diese Mischung herzustellen, benötigen Sie eine kleine Kaffeemühle, wie sie zum Mahlen von ganzen Kaffeebohnen benutzt wird, oder einen guten Mixer. Für das tägliche frische Mahlen eignet sich hervorragend eine kleine Kaffeemühle. Wenn Sie schon für mehrere Tage einen Vorrat anlegen möchten, dann ist es am einfachsten, mit einem normalen Haushaltsmixer oder auch Hochleistungsmixer.

Für eine Portion als Müsligrundlage benötigen Sie:

1 Esslöffel Pistazien
1 Teelöffel Leinsamen
2 Paranüsse
2 Walnüsse
2 Mandeln
1 Teelöffel Sesam
1 Esslöffel Sonnenblumenkerne
1 Esslöffel Kürbiskerne
1 Esslöffel Brennnesselsamen
2 Esslöffel Kokosflocken
1 Esslöffel Weizenkeime

Diese Zutaten ergeben eine recht große Menge, das kann die Grundlage eines täglichen Müslis oder auch Smoothies sein. Zusammen mit ein paar zusätzlichen Löffeln Haferflocken, Milch, Fruchtsaft, Reismilch oder Mandelmilch, je nachdem, was Sie lieber mögen, ergibt es ein leckeres vollwertiges Frühstück. Ein Turbo für Ihre Fruchtbarkeit.

Power Muffins
Zur Abwechslung auch mal ein gesundes Muffin-Stückchen mit einem Tee oder Kaffee

1. **40 g Mandelmehl**
2. **60 g Dinkelmehl Type 1050**
3. **30 g Maca-Pulver**
4. **1 Esslöffel Brennnesselsamen**
5. **100 g Kokosblütenzucker**
6. **1 kleine Prise Salz**
7. **2 Teelöffel Backpulver**

8. **60 ml Kokosöl**
9. **120 ml Mandelmilch**
10. **1 Orange (frisch gepresst) mit 2 TL Chia-Samen 5 Min. quellen lassen**
11. **Geriebene Schale von ½ unbehandelten Bio-Orange**
12. **Eine zerdrückte Banane**
13. **Je nach Wunsch eine halbe Handvoll Schokoteilchen, Walnussstückchen oder Blaubeeren**

Zubereitung:
Ofen auf 180 Grad vorheizen. Muffin-Backform fetten oder mit Papierförmchen auslegen.
Alle Zutaten von 1-7 in einer Schüssel mischen.
Dann die Zutaten von 8-12 nach und nach dazugeben und mit einem Mixer langsam weiter rühren, bis ein weicher Teig entsteht. Dann noch zusätzlich die Schokoteilchen, Walnussstückchen oder Blaubeeren unterheben. Den Teig in die Muffin-Formen verteilen und mit einer Prise Kokosblütenzucker bestreuen.
15 bis 20 Minuten bei 180 Grad (Umluft 160) auf der mittlerer Schiene backen.

Smoothies
Smoothies sind ideal, um Ihre alltägliche Ernährung zu verbessern. Und auch immer mit dem Hintergedanken, dass Sie Ihrer Spermienqualität damit einen großen Gefallen tun können. Wenn Sie normalerweise kein Frühstück mögen, sind die Smoothies eine tolle Möglichkeit, sich etwas Gutes zu tun ohne viel Vorbereitung. Dazu ist es wichtig, dass Sie einige der meist verwendeten Zutaten immer griffbereit haben. Dann genügt es vollkommen, wenn Sie 1-2 mal die Woche frisches Obst besorgen, je nach Lust und Laune. Als Basiszutaten empfiehlt es sich, Folgendes im Haus zu haben: Brennnesselsamen, Chia-Samen, Goji-Beeren, Maca-Pulver, Leinöl, Kokosflocken, tiefgefrorenen Spinat, tiefgefrorene Beerenmischung oder auch tiefgefrorene Himbeeren und Erdbeeren.

Viele Rezepte enthalten Banane als Zutat. Sie macht den Smoothie wunderbar cremig und süß, außerdem liefert sie wichtiges Kalium und Kohlenhydrate. Deshalb wäre es praktisch, wenn man immer reife Bananen zuhause hätte. Doch genau das ist sehr schwierig, entweder kauft man sie zu grün, dann haben sie wenig Geschmack, oder man hat plötzlich einen Haufen überreife Bananen. Dem können Sie einfach zuvorkommen, indem Sie die Bananen genau im richtigen Reifungsprozess einfrieren. Das geht ganz schnell und Sie können dann immer wieder ein paar Scheibchen zu Ihrem Smoothie dazugeben. Die reifen Bananen werden dazu geschält und in 2 cm breite Scheiben geschnitten. Dann legen Sie die Scheiben nebeneinander in einen Gefrierbeutel und streichen den Beutel ein wenig aus, damit die Luft entweicht, fertig zum Einfrieren. Und Sie können jederzeit die Menge entnehmen, die Sie möchten. Die gefrorenen Scheiben machen den Smoothie gleichzeitig kalt, und ein gekühlter Smoothie schmeckt immer besser.

Maca Smoothie
- **1 Handvoll frischer Spinat**
- **1 Esslöffel Brennnesselsamen**
- **1 Banane**
- **1 Apfel**
- **1 Kiwi**
- **2 Teelöffel Maca-Pulver**
- **Etwas Flüssigkeit, wie Wasser oder Saft. Alle Zutaten gut im Mixer pürieren. Fertig ist der grüne Superfood Smoothie.**

Mango Power
- **1 frische Mango in Stücke (ohne Haut)**
- **2 Esslöffel Brennnesselsamen**
- **2 Esslöffel getrocknete Goji-Beeren**
- **1 Esslöffel Chia-Samen**
- **1 Scheibe frische Ananas in Stücke**

- 2 Esslöffel frischer Limettensaft
- Eventuell etwas Wasser zum Verdünnen. Alle Zutaten pürieren und genießen.

Obst Smoothie
- 1 Banane
- eine Handvoll reife Beeren, frisch oder tiefgefroren
- frisch gepresster Orangensaft
- 1 Esslöffel Brennnesselsamen
- 1 Teelöffel Sesam
- 1 Esslöffel Kokosflocken
- 1 Esslöffel Leinöl
- Zuerst den Brennnesselsamen, Sesam und Kokosflocken mit etwas Wasser mixen, dann das Öl, die Beeren und den Orangensaft dazugeben.

Erdbeere Shake
- 2 Tassen tiefgekühlte reife Erdbeeren
- 1 Handvoll jungen Spinat, frisch oder tiefgekühlt
- 1 Teelöffel Goji-Beeren
- 1 Esslöffel Maca-Pulver
- 1 Teelöffel Chia-Samen
- 2 Teelöffel Kokosflocken
- 1 frisch gepresste Orangen

Kräuter Smoothie
- ½ Bund Bio-Petersilie
- 50 Gramm Löwenzahn
- 2 reife Birnen
- 1 Apfel
- 2 Esslöffel Mandelmus
- 1 Esslöffel Maca-Pulver
- 2 Esslöffel frisch gepresster Limettensaft
- Etwas Flüssigkeit, wie Wasser oder Saft . Alle Zutaten gut im Mixer pürieren - fertig ist der grüne Smoothie.

Avocado Smoothie
- 1 Avocados
- 1 Handvoll frischer Spinat oder auch tiefgefroren
- ½ Salatgurke
- 1 Esslöffel Kürbiskerne
- 1 Esslöffel Mandelmus
- 1 dicke Scheibe Ananas in Stücke
- Alle Zutaten mit etwas Wasser gut im Mixer pürieren.

Vitamin C Smoothie
- 2 Kiwis
- 1 Scheibe Ananas in Stücke
- 1 Banane
- 1 kleines Stück frischer Ingwer
- 1 Esslöffel Brennnesselsamen
- 3 Datteln
- 1 Esslöffel Kürbiskerne
- 2 Esslöffel Walnüsse
- 1 Esslöffel Leinöl
- ½ Teelöffel Kurkuma, alles pürieren und genießen

Himbeer-Traum
- 1 Handvoll tiefgefrorener Himbeeren
- 2 Esslöffel Goji-Beeren
- 1 ausgepresste Limette
- ½ tiefgefrorene Banane
- 1 Esslöffel Maca-Pulver
- 1 Esslöffel Kokosflocken
- 1 Esslöffel Honig
- **Mandelmilch zum Pürieren**

Wenn Sie einen normalen Haushaltsmixer benützen, sollten Sie die Himbeeren zuerst mit wenig Wasser mixen und dann mit Hilfe eines Suppenlöffels durch ein feines Sieb streichen. Dann bleiben die Kerne zurück. Bei einem Hochleistungsmixer werden die Kerne komplett püriert.

11 Nahrungsergänzungsmittel – welche sind die richtigen für Sie?

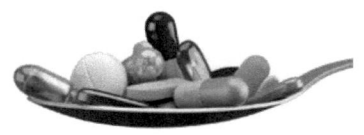

Folgende Nahrungsergänzungsmittel wirken wie ein Turboantrieb für eine gesunde und fruchtbare Spermienproduktion:

- Vitamin B6 unterstützt die Spermienanzahl und die Bewegungsfähigkeit
- Vitamin B12 ist notwendig für eine gesunde DNA der Spermien
- Folsäure wirkt gegen eine epigenetische Veränderung der Spermien (Die Epigenetik erklärt den Einfluss von Umweltfaktoren auf die Zelleigenschaften und den Aktivitätszustand von Genen.)
- Vitamin C ist sehr wichtig für die Bildung von gesunden Spermien. Die Beweglichkeit wird verbessert und die Möglichkeit, dass sie verklumpen, sinkt.
- Vitamin E fördert die Bildung von gesunden und beweglichen Spermien ebenso.
- Zink verbessert nachweislich die Spermienproduktion und unterstützt allgemein den Testosteronspiegel
- Selen macht die Spermien widerstandsfähiger und verbessert ihre Anzahl und Qualität
- Magnesium verbessert die Spermienanzahl
- Coenzym Q10 unterstützt die Beweglichkeit
- Vitamin D macht die Spermien widerstandsfähiger
- Aminosäure L-Carnitin verbessert die Spermienreifungsqualität

- Aminosäure L-Arginin (kann auch erektionsverbessernd sein)
- Pinienrindenextrakt verbessert die Morphologie der Spermien
- Maca steigert die Beweglichkeit und Anzahl der Spermien
- Cordyseps sinensis verbessert die Fruchtbarkeit
- Testes comp. (Homöopathisches Mittel)
- Omega 3 Fettsäuren

Hier ist eine Empfehlung, in welcher Dosierung die einzelnen Nahrungsergänzungsmittel genommen werden können, um eine Verbesserung zu bewirken. Bedenken Sie bitte dabei, dass oft eine Kombination verschiedener Präparate eine bessere Wirkung erzielt als die alleinige Aufnahme eines einzelnen Stoffes. Wenn Sie auf ein Kombipräparat zugreifen möchten, gibt es in den Apotheken viele verschiedene unterschiedliche Angebote. Dabei muss es nicht heißen, dass das teuerste Produkt das effektivste ist. Gerade bei den Präparaten zur Spermien-Verbesserung gibt es enorme Preisunterschiede. Ich empfehle Fertil M Pro von der Firma Aminoexpert.

Vitamin B6 findet sich in Hühnerfleisch, Rindfleisch, Pute oder auch Lachs und Hering, in Milchprodukten sowie in Kartoffeln, Avocado und Nüssen. Täglich sollten Männer bis zu 1,5 Milligramm aufnehmen.

Vitamin B12 wird in der Zellteilung speziell für die DNA-Duplizierung verwendet – ein extrem wichtiger Prozess für eine gesunde Spermien-Entwicklung. Ausreichend Vitamin B12 sorgt auch für gute Erektionen. Es findet sich fast nur in tierischen Lebensmitteln wie Fisch, Fleisch, Milchprodukten und Eiern. Oft fehlt dem Körper Vitamin B12 nicht, weil zu wenig davon über die Nahrung zugeführt wird, sondern weil durch Stress und Umweltfaktoren die Aufnahme beeinträchtigt wird. Säureblocker, die gegen Sodbrennen eingenommen werden, stören die Aufnahme ebenso. Deshalb ist eine genaue Dosierungsempfehlung für Vitamin B12 sehr schwer zu geben, weil der Bedarf sehr individuell ist und von vielen Faktoren abhängt. Daher ist es am einfachsten, Sie nehmen regelmäßig einen Vitamin-B-Komplex, wo auch B6 und Folsäure enthalten ist. Damit sind Sie gut versorgt.

Folsäure sollte bis zu 500 μg täglich aufgenommen werden. Auch hier ist eine zusätzliche Zufuhr sinnvoll. Spinat, Brokkoli und Erbsen sind gute Lieferanten. Weizenkeime und Weizenkleie im Müsli liefern zusätzlich Folsäure. Eier und Leber sind sehr wichtige Quellen.

Vitamin C sollte mindestens 250-300 mg genommen werden. Am besten kombinieren Sie ein Präparat Ihrer Wahl (Fertil M Pro) mit einem regelmäßigen und variablen Obstverzehr, je nach Saison und regionalem Angebot. Alle Früchte enthalten Vitamin C, essen Sie deshalb Orangen, Kiwis, Erdbeeren, Johannisbeeren, Mangos und Papaya. Auch Gemüse wie z.B. Brokkoli, Blumenkohl, Grünkohl und auch Sauerkraut und Paprika sind gute Vitamin-C-Lieferanten.

Vitamin E sollte um 100 mg genommen werden, es findet sich in Avocados, Leinsamen, Süßkartoffel, Paprika, Weizenkeimöl, Mandeln, Haselnüsse.

Zink kann bis zu 40 mg genommen werden. In den meisten Apothekenpräparaten sind pro Kapsel 15 mg enthalten. Am besten verwertbar ist dabei die Zinkverbindung mit Histidin. In der Ernährung findet sich Zink in der höchsten Konzentration in Austern, auch Rindfleisch, Kalbsleber, Lamm und Emmentaler Käse liefern Zink. Auch Nüsse wie Walnüsse, Kürbiskerne, Pekannüsse liefern Zink. Ebenso Haferflocken, Linsen und Erbsen.

Selen kann bis zu 80 μg täglich genommen werden. Es ist ein essentielles Spurenelement, was bedeutet, dass es für die Spermienbildung lebenswichtig ist, ebenso ist es für die Schilddrüsenfunktion wichtig. Selen muss regelmäßig über die Nahrung zugeführt werden, weil der Körper es selbst nicht herstellen kann. Gute Nahrungsquellen sind: Paranüsse, Wildlachs, Lammfleisch, braune Champignons, Kokosöl, Kokosmilch, Kokosflocken, auch Reis.

Magnesium verbessert die Anzahl der reifen Spermien und macht sie kräftiger, damit sie auch in die Eizelle eindringen können. Man(n) sollte mindestens täglich 400 mg Magnesium zu sich nehmen. Dies gelingt am besten durch eine magnesiumreiche Ernährung mit weißen Bohnen, Naturreis und Haferflocken. Sonnenblumenkerne, Mandeln und Walnüsse, auch Linsen, Erbsen und Spinat liefern Magnesium. Als Müsli-Zusatz wäre auch noch Speisekleie sinnvoll, weil sie den höchsten Magnesiumgehalt liefert. Dunkle Schokolade liefert ebenfalls viel Magnesium. Die Bioverfügbarkeit von Magnesium ist als Citrat am besten, in Form von Glycinat unterstützt es auch die Schlafqualität allgemein. Magnesiumoxyd hingegen wird meiner Meinung nach vom Körper nicht so gut aufgenommen.

Coenzym Q10 ist bis zu 15 mg täglich empfehlenswert. Es ist hauptsächlich in Rindfleisch, Geflügel, Eiern und Spinat enthalten. Sardinen und Olivenöl sind die reichhaltigsten Lieferanten. Eine zusätzliche Ergänzung wirkt sich positiv auf den gesamten Energiezustand des Körpers aus.

Vitamin D findet sich in fetten Fischen wie Hering, Sardinen und Lachs, ebenso in Eiern und Käse. Vegetarier finden das Vitamin in Pilzen und Avocados. Vitamin D wird ebenso im Körper mit Hilfe von UVB-Strahlung gebildet. Dafür sind wenigstens zwischen 15 und 30 Minuten Sonnenlicht pro Tag notwendig, um eine angemessene Menge der inaktiven Vitamin-D-Vorstufe 7-Dehydrocholesterol in die aktive Form Cholecalciferol umzuwandeln. Dabei ist zu beachten, dass kein Sonnenschutz über 8 verwendet werden darf. In den dunklen Jahreszeiten ist es in unseren Breitengraden fast unmöglich, eine ausreichende Vitamin-D-Versorgung zu gewährleisten. Deshalb ist eine zusätzliche Zufuhr von 1000 µg täglich eine hervorragende Wahl. Die beste Bioverfügbarkeit wird mit Cholecalciferol erreicht. Am besten aus der Apotheke, Vigantoletten.

Aminosäure L-Carnitin findet sich hauptsächlich in Rindfleisch und Lammfleisch, etwas weniger ist auch in Huhn und Pute enthalten. Der Körper ist ebenfalls in der Lage, aus den Aminosäuren Methionin und Lysin bis zu 300 mg L-Carnitin herzustellen. Falls Sie sich nicht mit ausreichend Fleischprodukten ernähren, ist es sinnvoll, mit 300-400 mg zusätzlich L-Carnitin zuzuführen.

Aminosäure L-Arginin kann bis zu 1000 mg zugeführt werden. Es steigert allgemein die Potenz und Leistungsfähigkeit. Für die Spermienproduktion ist es unerlässlich. Kürbiskerne, und Nüsse wie Erdnüsse, Pinienkerne und Walnüsse liefern diese Aminosäure, ebenso Fleisch und Hülsenfrüchte.

Pinienrindenextrakt wird aus der frischen Rinde der französischen Seekiefer gewonnen, („Pycnogenol®"), es gilt als das stärkste natürliche Antioxidans. Es findet sich in Traubenkernen, in der Schale roter Weintrauben, im grünen Tee, auch in Heidelbeeren und Erdbeeren. Für die Spermienproduktion sind 200 mg ideal.

Maca ist ein uraltes traditionelles Heil- und Nahrungsmittel der Inkas. Es stärkt Körper und Geist und hat eine aphrodisierende Wirkung auf den weiblichen und den männlichen Organismus. Sportler schätzen die leistungssteigernde Wirkung ebenso wie geistig aktive Menschen. Maca regt an, aber anders wie Koffein, es stärkt den ganzen Organismus. Diese Wirkung zeigt sich gleichermaßen in der Verbesserung der Spermienqualität. Auch hier gibt es mittlerweile verschiedene Studien, die sich damit befasst haben, es zeigte sich, dass die Spermienanzahl und auch die Beweglichkeit verbessert wird.

Sehr interessant ist aber, dass diese Veränderung in der Spermienqualität ohne Erhöhung des Testosteronspiegels geschieht. Normalerweise wirken alle Präparate, die in irgendeiner Form die Spermien beeinflussen, immer auf den Testosteronspiegel ein, aber genau das passiert bei Maca nicht, es hat keinerlei Wirkung auf den Hormonhaushalt. Als Dosierung kann zwischen 1,5-3 g täglich genommen werden. Es wird in Pulver oder Kapselform angeboten. Als Pulver kann es in das Müsli gemischt werden oder auch mit heißem Wasser oder Milch getrunken werden.

Cordyseps sinensis ist ein Heilpilz, der schon seit Urzeiten in der traditionellen chinesischen Heilkunde zur Leistungssteigerung eingesetzt wird. Er wirkt gefäßerweiternd, indem er die glatte Muskulatur der Gefäßwände entspannt und damit eine bessere Durchblutung ermöglicht. Das ist auch die Erklärung, warum er erektionsfördernd wirkt. Er entspannt das glatte Muskelgewebe im Schwellkörper des Penis und ermöglicht damit die verbesserte Erektion. Ebenso fördert der Heilpilz eine bessere Qualität und Vitalität der Spermien. Je nach Präparat ist die Dosierung möglich. Sie finden den Pilz als Pulver oder auch in Kapselform. Achten Sie bei Maca und Cordyseps auf Bio-Produkte oder darauf, dass die Präparate in deutschen Labors untersucht wurden.

Testes comp. von Wala sind homöopathische Kügelchen. Es regt allgemein die männlichen Keimzellen an. Es hilft, die Beweglichkeit und Anzahl der Spermien zu verbessern. Ganz wichtig auch hier, nicht die Menge macht es, sondern die Regelmäßigkeit, mit der Sie das Präparat nehmen. Am besten 2 mal täglich 10 Globulis mindesten für 4 Monate. Nicht zusammen mit Nahrungsmitteln einnehmen, eine halbe Stunde vor dem Essen ist perfekt. Die Kügelchen nicht schlucken, sondern einfach im Mund zergehen lassen. Die Wirkungsweise erfolgt direkt über die Mundschleimhaut und nicht über den Magen/Darm.

Damit Sie nicht den Eindruck haben, furchtbar viel auf einmal einnehmen zu müssen, kaufen Sie am besten:

1. Ein Kombipräparat, wo mindestens Vitamin C, Vitamin E, Zink, Selen, Magnesium und Coenzym 10 enthalten ist, dann zusätzlich
2. Ein Vitamin-B-Komplex-Präparat, das auch Folsäure enthält
3. Ein Vitamin–D-Präparat
4. Ein Aminosäuren-L-Carnitin-, L-Arginnin- und Pinienrindenextrakt-Präparat
5. Ein Kombipräparat mit Maca und Cordyseps, oder einzeln

12 Magnesium – der unterschätzte Mineralstoff

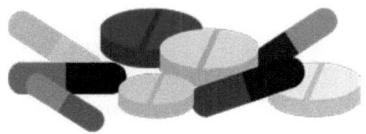

Magnesium ist einer der wichtigsten Mineralstoffe und wird oft nicht genug beachtet, ganz besonders in Verbindung mit der Fruchtbarkeit.

Ohne ausreichende Zufuhr von Magnesium ist keine einzige Zelle unseres Körpers voll funktionsfähig. Und die Fortpflanzungsorgane sind davon genauso betroffen. Magnesium erhöht die Spermienanzahl und macht sie insgesamt kräftiger, damit sie die Hülle der Eizelle besser durchdringen können.

Der Grund für einen weitverbreiteten Magnesiummangel findet sich oft in unserer modernen heutigen Ernährungsweise. Anstatt regelmäßig grünes Blattgemüse und Nüsse oder Samen zu verzehren, greifen wir oft aus Zeitmangel zu Pizza, Pommes oder sonstigen Fertiggerichten. Diese Nahrungsmittel enthalten viel zu wenig des wertvollen Mineralstoffes. Wenn ganz selten frisches Gemüse oder Vollkornprodukte gegessen werden, verstärkt sich die Unterversorgung konstant. Um wirklich optimal zu funktionieren, braucht unser Körper täglich zwischen 300 und 400 mg Magnesium. Leider kann der Körper diesen Mineralstoff nicht selbst herstellen, die notwendige Menge kann nur über eine ausreichende vollwertige Nahrungszufuhr gewährleistet werden.

Darüber hinaus gibt es aber noch eine Reihe von weiteren Möglichkeiten, wie es zu einem Magnesiummangel kommt. Dazu gehören zum Beispiel der häufige Gebrauch von Abführmitteln, chronische Darmerkrankungen, Diabetes und hormonelle Störungen. Auch Stress führt zu einer starken Unterversorgung, weil bestimmte Hormone, die in Stresssituationen gebildet werden, wie z. Beispiel Adrenalin, den Magnesiumspiegel senken. Das Magnesium wird dann übermäßig ausgeschieden und dem Körper fehlt das notwendige Mineral, um den Stress in Schach zu halten. Alkohol hat erst recht eine ausschwemmende Wirkung auf das Mineral und begünstigt damit einen noch stärkeren Mangel. Demzufolge wirkt sich auch regelmäßiger Alkoholgenuss negativ auf den Magnesiumspiegel aus.

Ein Mangel, der sich somit aus diesen verschiedenen Gründen ergibt, ist auf den ersten Blick nicht so einfach zu erkennen. Die klassischen Symptome wie Wadenkrämpfe, starke Müdigkeit oder Kopfschmerzen werden oftmals als Folge von sportlicher Überanstrengung oder einem zu großen Arbeitspensum gedeutet. Ein Mangel kann sich aber durch eine Vielzahl an unterschiedlichen Symptomen äußern, an Muskeln, Gefäßen, Herz, Nerven, Knochen, Nieren, Verdauung, Psyche, Schlaf, Immunsystem und natürlich Fortpflanzungsorganen. Überall ist der Wirkstoff notwendig, er wird für mehr als 300 Stoffwechselprozesse benötigt.

Deshalb ist es notwendig, auf eine hochwertige optimale Zufuhr zu achten. Leider sind viele Magnesiumpräparate, die oral eingenommen werden, für den Körper nicht bioverfügbar, das heißt, sie können nicht verwertet werden oder nur zu einem kleinen Teil, und der nicht verwertbare Anteil wird einfach ausgeschieden. Es gibt viele unterschiedliche Magnesiumpräparate, man teilt sie in organische und anorganische Magnesiumverbindungen ein. Wenn Sie ein Magnesiumpräparat kaufen, haben Sie also immer das reine Magnesium und die Substanz, an die das Magnesium gebunden ist. Das kann Citrat, Glycin, Orotat, Oxyd oder Malat sein. Es gibt sogar noch weitere Verbindungen.

Meine persönliche Empfehlung ist, dass Sie Magnesiumcitrat verwenden; dieses erhalten Sie nicht in Drogeriemärkten, nur in Apotheken. Ein gängiges Präparat dieser Magnesiumcitratverbindung ist „Verla" (apothekenpflichtig). Wenn Sie Schlafprobleme und viel Stress haben, kann Glycinat eine noch effektivere Verbindung sein. Außerdem ist Glycinat sehr magenfreundlich, weil es unter Umständen ab einer Zufuhr von 600-700 mg zu Durchfall kommen kann. Auch diese Verbindung bekommen Sie nur in der Apotheke oder im Internet. Egal, für welche Magnesiumverbindung Sie sich entscheiden, ist es wichtig, dass sie regelmäßig über einen längeren Zeitraum eingenommen wird.

Eine weitere Möglichkeit, Magnesium aufzunehmen, besteht über die Haut, die sogenannte transdermale Anwendung. Denn genauso, wie auch manche Arzneimittel über die Haut verabreicht werden, zum Beispiel in Form eines Hormonpflasters, kann auch Magnesium über die Haut aufgenommen werden. Auf dem Markt gibt es dazu verschiedene Angebote, die als Magnesiumöl verkauft werden. Ich finde es ein tolle Möglichkeit, dass der Wirkstoff so über die Haut aufgenommen werden kann. Leider sind die angebotenen Präparate meines Erachtens viel zu teuer. Es ist aber durchaus möglich, ein hochwertiges Magnesiumöl preiswert selbst herzustellen.

Das Magnesiumöl besteht nur aus Magnesiumchlorid und gefiltertem Leitungs- oder Quellwasser. Es kommt in der Natur im Meerwasser oder in Solequellen vor, es wird durch „Verdampfen" gewonnen, danach wird das enthaltene Natriumchlorid (Kochsalz) entfernt, sodass nur das Magnesiumchlorid übrig bleibt.

Magnesiumöl stellt man folgendermaßen her, man mischt circa 30 g Magnesiumchlorid mit 1000 ml gefiltertem Leistungs- oder Quellwasser. Die so hergestellte Lösung kann nach dem Duschen auf den ganzen Körper einmassiert werden. Das so hergestellte Produkt ist kein Öl im eigentlichen

Sinne, es wird nur so genannt, weil es nach dem Auftragen auf der Haut einen leichten samtigen Eindruck hinterlässt, es erinnert im weitesten Sinne an Öl. Im Internet finden sich viele Seiten, wo Sie alles rund um das Magnesiumöl nachlesen können. Geben Sie einfach den Suchbegriff Magnesiumöl selbst herstellen" ein, und Sie werden eine Vielzahl von Anleitungen finden.

13 Und die psychischen Aspekte der Unfruchtbarkeit?

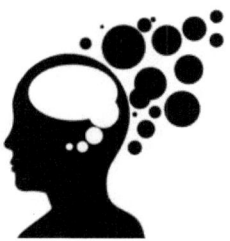

12,8 Millionen Menschen zwischen 25 und 59 Jahren in Deutschland wünschen sich Kinder.

Darunter sind 1,4 Millionen, bei denen es mit dem Schwangerwerden nicht klappte, obwohl sie es mehr als ein Jahr lang „probiert" haben. Die körperlichen Ursachen verteilen sich dabei zu gleichen Teilen auf Männer wie auf Frauen, jeweils 30 bis 40 Prozent. In etwa 15 bis 30 Prozent der Fälle liegen kombinierte Ursachen bei beiden Partnern vor. Ein Vorurteil ist meistens, dass die Unfruchtbarkeit nur die Frauen psychisch sehr belastet. Aber was passiert mit den Männern? Wie gehen diese mit der Diagnose um, ihre Frauen nicht schwängern zu können? Was macht es mit dem Selbstwertgefühl des Mannes? Der unerfüllte Kinderwunsch löst bei ca. 60% der betroffenen Männer eine psychische Belastung aus.

Wir dürfen nicht vergessen, dass fälschlicherweise oft die männliche Infertilität mit Impotenz verwechselt oder gleichgestellt wird. Obwohl es mittlerweile medizinisch längst abgeklärt ist, dass eine männliche Infertilität keinen Einfluss auf die männliche Potenz hat, ist es ein Tabuthema, das nach wie vor als Potenz-Problem in manchen Köpfen herumgeistert. Auch der Vergleich von zwei Studien von Frauen und Männern ist sehr interessant, dabei gaben 49 Prozent der befragten Frauen an, dass die Infertilität das belastendste Ereignis in ihrem Leben sei. Dagegen erklärten nur 15 Prozent aller befragten Männer, dass die Infertilität ein belastendes Lebensereignis war. Auf Nachfrage erklärten alle Männer eindeutig, dass sie ihre Frauen nicht noch **zusätzlich** belasten wollten, das heißt sie übernahmen durchweg alle den optimistischen Teil, um mit dieser Schutzfunktion ihre Frauen zu unterstützen.

Es ist ein schlimmes Ereignis für Männer, wenn im Spermiogramm absolut keine verwendbaren Spermien nachweisbar sind. Das führt meistens zu deutlich weniger Lebensqualität, durch die gefühlte Verschlechterung und Unzufriedenheit ihrer Sexualität. Nach der Mitteilung eines schlechten Spermiogramm-Befundes kommt es sogar bei jedem neunten Mann aufgrund einer dadurch eintretenden funktionellen Sexualstörung zu einem Problem bei der Abgabe einer weiteren Spermienprobe. Ebenso zeigen sich erst nach Bekanntwerden eines schlechten Spermiogramms plötzliche Störungen wie erektile Dysfunktionen. Weiterhin kann ein schlechtes Spermiogramm dazu führen, dass diese Diagnose Außenstehenden nicht mitgeteilt wird, bis zu dem Punkt, dass sich sogar die Partnerin bereit erklärt, offiziell die „Schuldige" zu sein. Die psychische Kränkung und die damit verbundene Trauer der betroffenen Männer, belastet die Sexualität und Lebensqualität. Grund genug, den psychischen Aspekt der „männlichen Unfruchtbarkeit" ernst zu nehmen.

Ein wichtiger Faktor ist dabei die Selbstwertproblematik. Männer fühlen sich als Betroffene nicht mehr vollwertig, sie stellen ihre Männlichkeit infrage. Die psychische Kränkung kann, je nachdem wie dominierend der Kinderwunsch sich äußert, zu einem seelisch belastenden Dauerzustand werden. Wenn keine Alternativen mehr möglich sind, wie z.B. Adoption oder Pflege, erscheint der erfüllte Kinderwunsch die einzige Möglichkeit, endlich die Depression und das Unglücklichsein zu überwinden. Und hierbei geht es hauptsächlich um die Beendigung dieses als sehr schmerzhaft erlebten Zustandes.

Folgende Phasen werden während der Diagnose Sterilität erlebt:

- Die Diagnose wird als Schock erlebt, Hoffnungslosigkeit und Verzweiflung werden in dieser Zeit gespürt. Jetzt ist es offiziell, dass man kein Kind haben kann
- Die Diagnose wird verneint und verleugnet und es wird nach zusätzlichen Behandlungsmöglichkeiten gesucht
- Es nicht in der Hand zu haben, bedeutet Ohnmacht und das führt zu Wut und Ärger, oft auch zu Aggressionen gegen andere Paare mit Kindern
- Auch zu Neidgefühlen anderen Paaren gegenüber, Schuldgefühle stellen sich ein, alles wird hinterfragt, warum man so lange gewartet hat, warum man nicht den richtigen Partner gefunden hatte, warum man davon betroffen ist? Frauen entwickeln Ängste, vom Partner verlassen zu werden
- Das Paar zieht sich in die Isolierung zurück, meidet Kontakte zu anderen Familien mit Kindern, die Sexualität leidet, die Partner entfremden sich
- Die Depression kann sich verstärken und das ganze Leben überschatten
- Irgendwann beginnt das Trauern und der Verarbeitungsprozess fängt an. Die Zukunft wird überdacht.
- Die Akzeptanz markiert das Ende der Lethargie, neue Entscheidungen werden gefällt.

Was kann man als Paar tun:
- Immer wieder eine Auszeit vom Kinderwunsch nehmen, das ist zwar leichter gesagt als getan, es kann aber eine hilfreiche Strategie sein, um die Belastung zu minimieren.
- Man kann sich zum Beispiel vornehmen, den nächsten Urlaub nicht als Druckmittel zu empfinden, um

jetzt „entspannt" heranzugehen. Dann die Zeit nach dem Urlaub wieder dafür intensiver nutzen.
- Entspannungstechniken erlernen, wie zum Beispiel Yoga, Meditationskurse, Autogenes Training
- Sich regelmäßig etwas Gutes tun, Massagen, Freunde treffen
- Pflegen Sie Ihre Sexualität

Was kann ich als Mann für mich tun:

- Sprechen Sie mit betroffenen Männern. In Ihrem Bekanntenkreis gibt es bestimmt Paare, die durch eine künstliche Befruchtung Eltern wurden
- Lassen Sie sich psychotherapeutisch begleiten, das muss keine lange Therapie sein, oft wirken schon ein paar Sitzungen sehr entlastend
- Sprechen Sie mit Ihrer Frau auch Ihre seelischen Nöte an, Sie müssen nicht immer der Fels in der Brandung sein
- Finden Sie für sich einen körperlichen oder mentalen Ausgleich, das können Treffen mit Freunden oder Kollegen sein, sportliche Tätigkeiten, oder beginnen Sie wieder mit einem vernachlässigten Hobby
- Geben Sie dem mentalen Aspekt Ihres Problems genügend Raum

Qualifizierte Berater mit Erfahrungen in der Paarberatung, Kenntnissen zu den psychosozialen Faktoren bei ungewollter Kinderlosigkeit sowie mit dem Wissen um den aktuellen Stand der Reproduktionsmedizin finden sich im Beratungsnetzwerk Kinderwunsch Deutschland (www.bkid.de).

14 Sonstige Hilfsmittel

Hier finden Sie eine Zusammenstellung von zusätzlichen Hilfsmitteln. Sie können begleitend angewendet werden und sind eine gute Alternative, wenn Sie vielleicht auch mal eine Änderung in Ihrem persönlichen Fruchtbarkeits-Optimierungsprozess machen möchten.

Zestica Gleitgel:

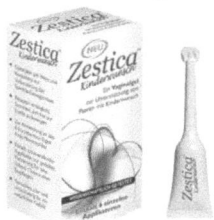

Haben Sie schon einmal ein Gleitgel benützt? Sie wissen bestimmt, dass man mit Gleitgelen Spaß haben kann, aber sind sie auch medizinisch für den Kinderwunsch sinnvoll? Kaum jemand denkt daran, dass auch bei einem Kinderwunsch die richtige Wahl von enormer Bedeutung sein kann. Es gibt auf dem Markt viele Gleitgele mit unterschiedlichen Konsistenzen – fettfreie, wasserlösliche und fetthaltige. Die meisten dieser Produkte sind nicht spermienfreundlich, im Gegenteil, sie können die Spermien schwächen, Allergien auslösen und die Schleimhäute reizen. Viele enthalten Paraffine, die sogar empfängnisverhütend sein können und die Spermien am Durchkommen hindern. Wirklich empfängnisverhindernd wirkt Vaseline, benützen Sie diese auf keinen Fall.

Auf dem Markt gibt es seit Neuestem ein fruchtbarkeitsförderndes Gleitgel, das all diese Probleme verhindert und den Kinderwunsch unterstützt. Dies wird auf der Basis von Hyaluronsäure erreicht – diese findet sich auch immer ganz natürlich im Vaginalsekret und im Zervixschleim. Wenn die Spermien damit in Berührung kommen, erfahren sie einen Reifungsprozess, der für ihre Beweglichkeit und Gesundheit wichtig ist. Das Zestica TM Gleitgel unterstützt mit Hilfe der Hyaluronsäure auf natürliche Weise, dass sich nur gesunde, erbintakte Spermien an die Eizelle binden und auch auf schnellstem Weg ihr Ziel erreichen. Auch bei einer künstlichen Befruchtung (IVF) im Reagenzglas wird Hyaluronsäure als Trägersubstanz genutzt, um die gesunden Spermien schneller an die Eizelle zu binden. Genau denselben Effekt können Sie erreichen, wenn Sie das Zestica Gleitgel von Bellamea benutzen, die gesunden Spermien finden schneller zur Eizelle*.

*Quelle: Endlich schwanger werden, Hil Herberth Bus Verlag
Dieses Zestica Gleitgel kann nur über das Internet bestellt werden unter: www.bellamea.de, oder bei Kinderwunsch-shop .com.

Der OvulaRing - wirklich exakt den Eisprung berechnen

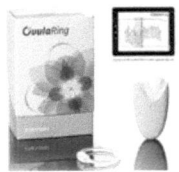

Neue Studien* zeigen, dass jede Frau über ein individuelles Zyklusmuster verfügt und der Zeitpunkt des Eisprungs von Frau zu Frau, aber auch von Zyklus zu Zyklus, variieren kann. Für eine schnell eintretende Schwangerschaft ist es deswegen umso wichtiger, den genauen Zeitpunkt des Eisprungs exakt zu berechnen.

Methoden zur Eisprungbestimmung:
Um die fruchtbare Phase zu bestimmen, gibt es mittlerweile verschiedene Methoden, wie die Messung des LH-Wertes mit Ovulationstests oder LH-Stäbchen aber auch das Messen der morgendlichen Aufwachtemperatur (bspw. mit einem Thermometer oder mittels Temperatur-/Zykluscomputer).

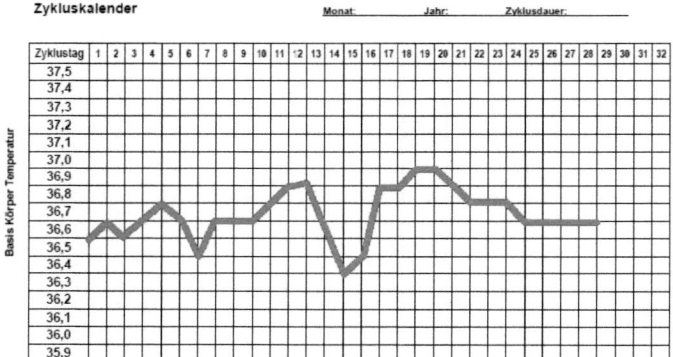

All diese Methoden sind größtenteils ungenau, da nur einmal am Tag gemessen wird und Mess- und Anwendungsfehler nicht ausgeschlossen werden können. Zudem können die meisten Methoden laut Hersteller bei einem Zyklus von mehr als 35 Tagen nicht angewendet werden. Bei der Basaltemperaturmethode setzt die Messung zudem auch noch einen regelmäßigen Zyklus sowie eine regelmäßige Lebensführung voraus.

Schichtdienst oder späte bzw. unregelmäßige Schlafzeiten oder auch grippale Infekte können die Ergebnisse verfälschen. LH-Tests wiederum liefern meist keine zuverlässigen Ergebnisse zum genauen Zeitpunkt des Eisprungs.

So konnte eine Studie** zeigen, dass im Durchschnitt das LH-Hoch 1-2 Tage nach dem Eisprung lag und nicht wie angenommen davor. D.h., Frauen, die diese Tests benutzen, sind meist „zu spät", wenn es darum geht, den richtigen Zeitpunkt für die Erfüllung des Kinderwunsches zu treffen.

Eine neue Methode:
Jetzt gibt es auf dem Markt ein neues Produkt, das mit 99% Sicherheit den Eisprung erkennt. Ganz egal, ob der Zyklus 90 Tage lang ist, in Schichten gearbeitet wird oder die Partnerin einfach nicht die Disziplin zur morgendlichen Temperaturmessung aufbringen kann. Mit dem neuen OvulaRing von der VivoSensMedical GmbH gibt es endlich eine zuverlässige Alternative.

Der OvulaRing besteht aus einem flexiblen Kunststoffring mit integriertem Biosensor, der ganz einfach wie ein Tampon in die Scheide eingeführt wird. Dort misst er über den ganzen Zyklus hinweg, mehrmals am Tag, die exakte Körperkerntemperatur, ohne dass die Benutzerin etwas tun muss.

Die Temperaturdaten werden dann mittels eines Lesegeräts (USB-Anschluss) auf die webbasierte Auswertungssoftware myovularing. com übertragen und können auf Computer, Smartphone oder Tablet ausgewertet werden. Die Software erkennt Fieber, Sport, Schichtdienst, wenig Schlaf oder Stress und berechnet sie mit ein. Sie erhalten eine vollständige Anzeige des Zyklusmusters, der fruchtbaren Phase und des Eisprungs sowie eine Eisprung-Prognose nach drei gemessenen Zyklen. Durch die kontinuierliche Messung erhalten Sie ein wirklich reales Abbild der Zyklen und damit auch die Chance auf das richtige Timing. Unter www.ovularing.com können Sie sich informieren.

* Vgl. Der Privatarzt Gynäkologie, Medizin & Management, Sonderbericht: Zeitpunkt der Ovulation. Die fortlaufende Messung der Körperkerntemperatur gewähr-leistet zuverlässige Aufschlüsse, Ausgabe 3, Mai 2014, S. 16-17.** Vgl.: Direito et al., Variability of the LH surge. Fertil Steril 2013; 99; 279-85

* Endlich schwanger werden, Ein Selbsthilfe-Ratgeber zur natürlichen Unterstützung bei unerfülltem Kinderwunsch, Hil Herberth Bus Verlag

Brennnesselsamen:

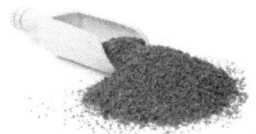

Die Brennnessel ist eine altbewährte Heilpflanze und wird heutzutage sogar als Superfood bezeichnet. Dabei weiß man schon lange um ihre heilende und gesunde Wirkung. Die Brennnessel und ganz besonders dem Brennnesselsamen wird schon von alters her eine aphrodisierende, luststeigernde Wirkung nachgesagt. Die Pflanze und auch die Samen sind sehr eiweißhaltig und weisen auch einen sehr hohen Eisengehalt auf. Deshalb wurden sie auch neuerdings von Sportlern als pflanzliche, überaus gesunde Eiweißquelle entdeckt. Darüber hinaus regen die Inhaltsstoffe die Samenproduktion an. Sie wirken auch bei Störungen des Verdauungstraktes, bei Harnweg- und Prostatabeschwerden. Des Weiteren bekämpfen sie Müdigkeit und Leistungsschwäche. Die Samen sind reich an Tocopherolen, die im Vitamin E, dem „Fruchtbarkeitsvitamin", enthalten sind. Daher verbessern sie auch ganz natürlich die Spermienproduktion.

Brennnesselsamen können sowohl ganz oder auch als Pulver in der Küche verwendet werden. Der Geschmack erinnert an Nüsse und ist sehr angenehm. Wie auch alle anderen Samen und Körner passen sie deshalb wunderbar zu den verschiedensten Gerichten. Salate, Joghurt oder Pesto sind nur wenige Anwendungsbeispiele. Das morgendliche Müsli peppen sie ebenso auf, vortrefflich auch im Smoothie oder gemischt als Brotaufstrich.

Den Brennnesselsamen bekommen Sie im Reformhaus oder in der Apotheke. Manchmal findet man ihn auch schon in Bio-Supermärkten. Auch im Internet kann er bestellt werden. Es gibt ihn als Tee, Pulver, Öl oder direkt als Samen zu kaufen. Brennnesseln können auch selbst gesammelt werden und ganz unproblematisch als Kräuter getrocknet werden. Die Pflanze wächst überall am Wegrand oder auf Feldern, wenn man selbst sammelt, dann am besten an unbelasteten Standorten. So kann man sich einen Vorrat an Brennnesseltee selbst herstellen. Die Samen können erst ab Ende August geerntet werden. Wenn sie leicht gelblich gefärbt sind, dann sind sie reif und enthalten die meisten Wirkstoffe. Man lässt sie ausgebreitet langsam trocknen und kann sie dann in einem Glas aufbewahren.

Testes comp.

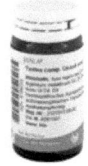

Die Firma Wala hat ein homöopathische Präparat Testes. comp. Globulis, um die Spermienqualität zu verbessern. Es regt allgemein die männlichen Keimzellen an und hilft, die Beweglichkeit und Anzahl der Spermien zu verbessern. Ganz wichtig auch hier, nicht die Menge macht es, sondern die Regelmäßigkeit, mit der Sie das Präparat nehmen. Für den bestmöglichen Erfolg dazu 2 mal täglich 15 Globulis für mindesten 4 Monate einnehmen. Am besten eine halbe Stunde vor dem Essen, die Kügelchen nicht schlucken, sondern nur im Mund zergehen lassen. Die Wirkstoffe werden so direkt über die Mundschleimhaut aufgenommen.

Ashwagandha

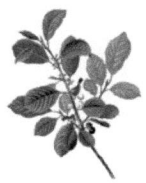

Ashwagandha (Withania somnifera) – die Winterkirsche, wird hauptsächlich in der ayurvedischen Medizin verwendet. Der Name bedeutet übersetzt in etwa: „das, was den Geruch eines Pferdes hat" und damit ist gemeint, es soll die Potenz eines Hengstes übertragen. Tatsächlich ist die Wirkung sehr positiv, man fühlt sich verjüngt, gestärkt und ausgesprochen unternehmungslustig. Es ist auch ein hervorragendes Adaptogen. Es wird verwendet, weil es die Fähigkeit besitzt, Stress und Angst zu reduzieren bzw. Menschen zu helfen, besser mit diesen Dingen umzugehen. Es gibt auch klinische Studien, die darauf hindeuten, dass die Pflanze die Spermienqualität bei unfruchtbaren Männern verbessern kann, allerdings nicht die Anzahl der Spermien. Da es ein kaum bekanntes Produkt hier in Deutschland ist, bekommt man es fast nur über das Internet.

Yohimbé

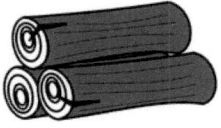

Es handelt sich um die Baumrinde Yohimbé (Pausinystalia yohimbe). Der enthaltene Wirkstoff Yohimbin ist ein Alkaloid, das sehr stark sexuell erregend wirkt, wobei es auch lustvolle Gefühle hervorruft, was bei synthetischen Stoffen nicht der Fall ist. Außerdem steigert es die Erektion und die Menge des Ejakulats enorm (ob auch die Qualität verändert wird, ist nicht bekannt, aber wahrscheinlich). Die Pflanze ist apothekenpflichtig und sollte nur in homöopathischer Dosis verwendet werden. Dann sind sie sicher in der Anwendung, bei reinen Pflanzenauszügen kann es sonst zu Nebenwirkungen wie Übelkeit kommen. Für einen sicheren Gebrauch gibt es beispielsweise aus der Apotheke „Yohimbé Vitalkomplex" von Hevert (3 x 20 Tropfen täglich)

Kräutertees:

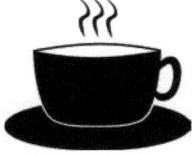

Wenn Sie gerne Kräutertees trinken, können Sie sich verschiedene Mischungen zusammenstellen und damit Ihre Flüssigkeitszufuhr über den Tag verteilt mit fruchtbarkeitsfördernden Kräutern bereichern. Denn regelmäßiges Trinken ist notwendig, der menschliche Körper besteht zu sechzig Prozent aus Wasser, und dies muss immer wieder „nachgetankt" werden. Die empfohlene Menge von 1,5-2 Litern pro Tag sollten Sie hauptsächlich mit Wasser, Kräutertees und Mineralwasser abdecken.

Dabei ist es wichtig, über den Tag verteilt zu trinken, nicht auf einmal eine ganze Flasche Wasser, die würde dann zu schnell über die Nieren wieder ausgeschieden und somit für den Körper gar nicht nutzbar sein. Machen Sie es sich zur Gewohnheit, Wasser oder Kräutertee immer mit sich zu führen, unterwegs oder im Fitnessstudio, egal wo Sie sind. Am Arbeitsplatz am besten immer im Sichtbereich, dann wird es auch nicht vergessen, denn meistens trinken wir erst, wenn wir schon richtig Durst haben. Die Farbe des Urins gibt Aufschluss darüber, ob Sie genügend trinken, er sollte immer hellgelb sein, sobald er konzentriert dunkelgelb ist, haben Sie definitiv zu wenig getrunken.

Folgende Kräuter eignen sich gut für gesunde, fruchtbarkeitsfördernde Teemischungen:

- Brennnesseltee reguliert den Hormonhaushalt und fördert eine gesunde Prostata
- Damiana wirkt fruchtbarkeitssteigernd und stimmungsaufhellend
- Engelwurz hilft der Potenz auf die Sprünge
- Liebstöckel ist gut für die Spermienproduktion und es wird ihm eine aphrodisierende Wirkung nachgesagt
- Rosmarin wirkt aphrodisierend
- Männertreu regt alles an im Körper, deshalb die Anspielung auf die Treue der Männer
- Pastinak soll auch fruchtbarkeitsfördernd sein
- Shatavari regt die Spermienbildung an
- Storchschnabel erhöht den Testosteronspiegel des Mannes
- Berberitzenwurzel ist gut für die Leber und entgiftend
- Goldrute ist gut für die Nieren und entschlackt
- Arnika stärkt beim Mann die Potenz und fördert die Spermienbildung
- Bohnenkraut hilft der Libido und stärkt den Testosteronspiegel
- Ginseng-Pulver kann auch dem Tee oder Wasser zugesetzt werden, gut für die Libido
- Ingwer aufgekocht im Tee oder nur in der Wasserflasche verbessert den Testosteronwert
- Verzichten sollten Sie auf Süßholz(Lakritz), Johanniskraut, Baldrian und Ginko.

15 Sex – was kann man(n) da noch machen?

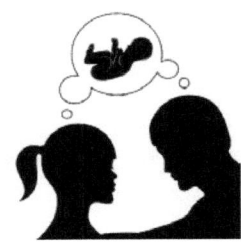

Auch die Art und Weise, wie Sie Ihren Liebesakt gestalten, kann Einfluss auf die Möglichkeit einer Schwangerschaft haben.

Stellungen beim Sex:
Rein anatomisch betrachtet gibt es tatsächlich bestimmte Stellungen, die eine Schwangerschaft begünstigen.

Es ist verständlich, dass eine tiefe Penetration den Weg für die Spermien verkürzt. Deshalb sollte der Penis so nah wie möglich an die Gebärmutter kommen, damit das Sperma bei der Ejakulation so nah wie möglich zum Gebärmutterhals kommt. Dies wird am besten durch eine Stellung von „hinten" erreicht. Dabei kann der Samen direkt in die Gebärmutter fließen.

Auch die sogenannte Missionarsstellung ist gut, wenn die Beine der Frau nicht flach ausgestreckt sind, weil dadurch die Samenflüssigkeit wieder schnell heraus fließen kann. Die Missionarsstellung kann technisch verbessert werden, wenn die Frau ihre Knie bis zu den Schultern des Mannes hochzieht. Ein Kissen unter dem Becken kann es zusätzlich verbessern.

Bei einer nach hinten abgeknickten Gebärmutter ist die Missionarsstellung nicht empfehlenswert, sondern die Löffelchen-Stellung, also von „hinten". Die Empfängnisbereitschaft lässt sich auch erhöhen, wenn man den Spermien nach dem Orgasmus die Möglichkeit gibt, so schnell wie möglich an das Ziel zu kommen. Dazu bleibt die Partnerin eine halbe Stunde mit einem Kissen unter dem Po liegen, damit die Spermien nicht durch die Schwerkraft herausgespült werden. Auf keinen Fall sofort nach dem Sex aufstehen und zur Toilette gehen, das spült das Meiste hinaus.

Orgasmus:
Auch gibt es immer wieder die Frage, ob ein weiblicher Orgasmus die Schwangerschaftsmöglichkeit erhöht. Höchstwahrscheinlich ja, wenn er kurz nach dem Orgasmus des Mannes stattfindet.

Während des weiblichen Orgasmus kommt es zu sanften Kontraktionen in den Geschlechtsorganen, dadurch saugt der Muttermund die Spermien in die Gebärmutter hinein. Um diesen Vorgang zu nutzen, sollten die Spermien schon vor dem weiblichen Orgasmus vor Ort sein, um dann durch das krampfartige Zusammenziehen direkt in die Gebärmutter hineingezogen zu werden. Wenn es der Partnerin schwer fällt, durch Penetration zum Orgasmus zu gelangen, kann dies mit Hilfe einer manuellen Stimulation unterstützt werden. Dazu eignet sich hervorragend ein kleiner Vibrator. Er kann begleitend beim Liebespiel eingesetzt werden.

16 Wie oft miteinander schlafen?

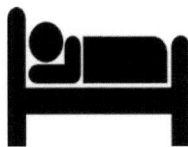

Das Timing ist wichtig, ja das stimmt – und trotzdem sollten Sie den „wichtigen" Termin als Liebesakt und nicht nur als Zeugungsakt betrachten.

Für Ihre Partnerschaft ist es sehr wichtig, dass es nicht nur wegen des Kinderwunsches zum Sex kommt, oft passiert das aber, wenn die Partnerin nur noch das Schwangerwerden im Blick hat und dabei vergisst, dass es eigentlich auch um das Zusammensein geht.

Ein Spermium muss genau zum richtigen Zeitpunkt auf die Eizelle treffen, um sie zu befruchten, das ist die technische Voraussetzung. Aber was macht diese Tatsache mit unserer Liebe, mit unserer Romantik oder Spontaneität? Überlegen Sie sich diesen Aspekt wirklich genau und versuchen Sie trotz genauer Planung, sich die Lust und Freude am Sex zu erhalten. Das ist enorm wichtig für Ihre Partnerschaft und sollte Ihre Priorität sein.

Grundsätzlich kann man davon ausgehen, dass Sie in den fruchtbaren Tagen mindestens jeden 2. oder 3. Tag Geschlechtsverkehr haben sollten. Damit ist gewährleistet, dass die Eizelle auf genügend Spermien trifft. Wenn Sie mehrere Tage vor Ihrem Eisprung Sex haben, ist es durchaus möglich, dass die Spermien einfach auf die Eizelle warten. Normalerweise sind die Spermien bis zu drei oder sogar vier bis fünf Tage überlebensfähig. Im Gegensatz zur Eizelle, die in einem unbefruchteten Zustand nur ein Zeitfenster von 12-24 Stunden hat. Am besten ist es, ein gesundes Mittelmaß zu finden, weil zu häufiger Sex die Zeugungsfähigkeit, genauso wie zu wenig Sex, verschlechtert. Eine kurze sexuelle Enthaltsamkeit von zwei oder manchmal drei Tagen unterstützt perfekt einen Samenerguss mit genügend Spermien. Und es ist immer besser, wenn die Spermien auf die Eizelle warten, das funktioniert aber nur, wenn die Spermienqualität optimal ist. Wenn es zu wenig vitale Spermien gibt oder sie eine schlechte Beweglichkeit und auch Defekte aufweisen, ist es umso wichtiger, den genauen Zeitpunkt des Eisprungs zu treffen.

Wenn die Spermienqualität nicht optimal ist, ist es überaus wichtig, dass die „Nachfrage" nach frischen Spermien vorhanden ist. Der Regelkreis der Spermienproduktion funktioniert umso besser, je regelmäßiger es zu einer Ejakulation kommt. Dazu gibt es mittlerweile viele wissenschaftliche Studien.

17 Zu wenig vitale Spermien?

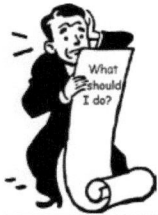

Zu wenig vitale Spermien bedeutet, dass über 40% der Spermien tot sind.

Durch einen speziellen Farbtest lassen sich die toten Spermien ermitteln. Dies deutet auf eine Nebenhodenerkrankung oder auch eine Infektion hin. Sollten in Ihrem Spermiogramm nicht die geforderten 58% vitaler Spermien vorhanden sein, dann werden weitere Untersuchungen auf Sie zukommen, damit diese Ursachen ermittelt werden.

Die häufigsten Gründe einer Hoden-/Nebenhodenerkrankung sind:

- Eine Hydrozele, dabei kommt es zu Wasseransammlungen in den Hodenhüllen. Das kann angeboren oder auch erworben sein. Es handelt sich dabei um eine gutartige Erkrankung die sich mit einer schmerzhaften Schwellung und Flüssigkeitsansammlung des Hodensacks zeigt. Bei Beschwerden kann operativ behandelt werden, damit die Flüssigkeitsansammlung abfließt.
- Eine Nebenhodenzyste ist ebenfalls gutartig und kann bei Beschwerden oder Wachstum unkompliziert operativ entfernt werden.
- Eine Krampfader, genannt Varikonzele, wird meist erst bei einer Spermiogramm-Untersuchung festgestellt. Sie bereitet oft überhaupt keine Beschwerden, und die Meinungen über eine notwendige operative Entfernung zur Spermienverbesserung sind sehr unterschiedlich. Mittler-

weile gibt es Untersuchungen, die darauf hindeuten, dass die Spermienqualität nicht durch einen operativen Eingriff verbessert wird.
- Eine Nebenhodenentzündung ist eine Epididymitis. Sie kann sehr schmerzhaft werden und zeigt sich mit einer starken Schwellung und einer Rötung. Ebenso kann Fieber auftreten und ein allgemeines starkes Krankheitsgefühl. Es ist wichtig, dass sie umgehend behandelt wird, weil sie im schlimmsten Fall zu Unfruchtbarkeit führen kann. Die Bakterienerreger kommen meistens von einem Harnweg- oder Prostatainfekt. Mit Antibiotika und entzündungshemmenden Mitteln kann der Infekt rasch auskuriert werden.
- Bei einem Hodenhochstand sind die Hoden nach der Geburt nicht in den Hodensack gewandert. Solange sie im Bauchraum oder in der Leistengegend verblieben, waren die Spermien einer höheren Temperatur ausgesetzt und dadurch kam es höchstwahrscheinlich zu einer nachhaltigen Störung in der Bildung und Beweglichkeit der Spermien. Wenn die operative Behandlung nicht rechtzeitig im Kindesalter durchgeführt wurde, kann dies der Grund für eine langfristige Schädigung der Spermien sein.
- Eine erworbene Hodenverletzung durch einen Unfall

Wenn die Ursache erkannt und behandelt wird, werden sich danach auch wieder vermehrt lebendige und vitale Spermien bilden.

Die Verbesserung zeigt sich im nächsten Spermiogramm, wobei dafür die erneute gesündere Spermienproduktion auch wieder drei Monate benötigt.

Hier lesen Sie zusammengefasst die besten Tipps, was Sie bei zu wenig vitalen Spermien auf jeden Fall tun sollten: Folgende Nahrungsergänzungsmittel sind genau für diese Problematik wichtig und hilfreich:

- **Magnesium mindestens 500 mg aufgeteilt auf zwei oder drei Einzeldosen – lesen Sie bitte auch die ausführliche Information über Magnesium**
- **Coenzym Q10, einmal täglich bis zu 15 mg**
- **Vitamin D mindestens einmal täglich 1000 µg. Colecalciferol wird am besten aufgenommen, erhältlich in der Apotheke als Vigantoletten**
- **L-Carnitin bis zu 400 mg**
- **L-Arginin bis zu 1000 mg täglich**
- **Selen bis zu 80-100 µg täglich**
- **Zusätzlich hilfreich:**
- **Der Heilpilz Cordyseps sinensis, je nach Produkt unterschiedliche Dosierung**
- **Pinienrindenextrakt einmal täglich bis zu 200 mg**
- **Hilfsmittel:**
- **Zestica Gleitgel – bei zu wenig vitalen Spermien ist es fundamental, dass der Eisprung richtig genutzt wird und der Geschlechtsverkehr am besten einen Tag vorher oder sogar am genauen Tag des Eisprungs stattfindet. Der Eisprung kann mithilfe von Ovulationstest (Teststreifen für Eisprünge) oder ganz exakt mit dem Ovularing ermittelt werden.** https://www.ovularing.com

Allgemeine Empfehlungen:
- **Stress reduzieren**
- **Sorgen Sie für genügend Schlaf, denn bei langandauernden Schlafdefiziten gerät auch der Hormonhaushalt ins Ungleichgewicht**
- **Regelmäßige sportliche Tätigkeit, zwei Mal die Woche ein moderates Training von 30-45 Minuten**
- **Stellung beim Sex beachten**
- **Häufiger Sex, am besten jeden Tag oder jeden zweiten Tag. Durch einen täglichen Orgasmus wird die Spermienqualität deutlich besser, Gendefekte prägen sich nicht so stark aus.**

18 Oder alles beide, zu wenig und unbewegliche Spermien?

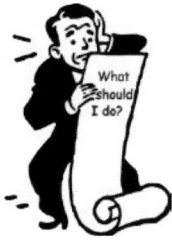

Wenn beide Beeinträchtigungen zutreffen, ist es umso wichtiger, alle Ratschläge zu berücksichtigen, die ich für jedes einzelne Problem gegeben habe.

Zusammengefasst bedeutet es Folgendes:

- Auf jeden Fall ganz gründlich und umfassend abklären, warum es wenig Spermien gibt
- Die dafür vorgesehene Therapie durchführen
- Alle ernährungsrelevanten Tipps berücksichtigen
- Die empfohlenen Präparate benutzen
- Geschlechtsverkehr innerhalb der ersten Stunden des Eisprungzeitfensters
- Stellung beim Geschlechtsverkehr berücksichtigen
- Zestica Gleitgel an mindestens zwei fruchtbaren Tagen benützen

Hier lesen Sie zusammengefasst die besten Tipps bei zu wenig und unbeweglichen Spermien:
Folgende Nahrungsergänzungsmittel sind genau für diese Problematik wichtig und hilfreich:
- **Magnesium mindestens 500 mg aufgeteilt auf zwei oder drei Einzeldosen – lesen Sie bitte auch die ausführliche Information über Magnesium**

- Coenzym Q10, einmal täglich bis zu 15 mg
- Vitamin D mindestens einmal täglich 1000 µg. Colecalciferol wird am besten aufgenommen, erhältlich in der Apotheke als Vigantoletten
- L-Carnitin bis zu 400 mg
- L-Arginin bis zu 1000 mg täglich
- Selen bis zu 80-100 µg täglich

Zusätzlich hilfreich:
- Der Heilpilz Cordyseps sinensis, je nach Produkt unterschiedliche Dosierung
- Pinienrindenextrakt einmal täglich bis zu 200 mg
- Hilfsmittel:
- Zestica Gleitgel – bei zu wenig und schlecht beweglichen Spermien ist es fundamental, dass der Eisprung richtig genutzt wird und der Geschlechtsverkehr am besten einen Tag vorher oder sogar am genauen Tag des Eisprungs stattfindet. Der Eisprung kann mithilfe von Ovulationstest (Teststreifen für Eisprünge) oder exakt mit dem Ovularing ermittelt werden. https://www.ovularing.com

Allgemeine Empfehlungen:
- Stress reduzieren
- Sorgen Sie für genügend Schlaf, weil bei langandauernden Schlafdefiziten gerät auch der Hormonhaushalt ins Ungleichgewicht
- Regelmäßige sportliche Tätigkeit, zwei Mal die Woche ein moderates Training von 30-45 Minuten
- Stellung beim Sex beachten
- Häufiger Sex, am besten jeden Tag oder jeden zweiten Tag. Durch einen täglichen Orgasmus wird die Spermienqualität deutlich besser, Gendefekte prägen sich nicht so stark aus

19 Schlechte Beweglichkeit der Spermien?

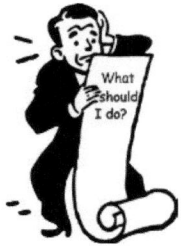

Dann gibt es sehr wahrscheinlich Probleme, das Ziel zu erreichen.

Deshalb wird die Beweglichkeit der Spermien sogar in vier unterschiedliche Kategorien aufgeteilt. Selbstverständlich ist es wichtig, dass sie sich fortbewegen und sich nicht nur lokal im Kreis drehen, sie müssen vorwärts kommen.

Ein Faktor, der bei einer schlechten Beweglichkeit berücksichtigt werden muss, ist, dass die Eizelle nur circa 24 Stunden befruchtungsfähig ist. Das heißt, dass der Geschlechtsverkehr früh genug stattfinden muss und nicht gegen Ende dieser 24 Stunden. Dadurch haben auch die langsameren Spermien eine Möglichkeit, die Eizelle noch rechtzeitig zu erreichen, bevor die Eizelle abstirbt.

Ebenso wichtig ist bei einer schlechten Beweglichkeit die optimale Stellung beim Geschlechtsverkehr. Wenn die Spermien bei der Ejakulation so nahe wie möglich am Gebärmutterhals ankommen, ist es für sie einfacher weiterzukommen. Die dafür optimale Stellung ist der Geschlechtsverkehr, wo die Frau eine kniende oder auf dem Bauch liegende Stellung einnimmt und der Partner von hinten eindringt. Die Stellung, wo die Frau unter dem Partner auf dem Rücken liegt, ist äußerst ungünstig, ebenso die Reiterstellung mit der Frau oben.

Ein notwendiges und bedeutsames Hilfsmittel bei einer

schlechten Spermienbeweglichkeit ist das richtige Gleitmittel. Dadurch wird die Fortbewegungsfähigkeit der Spermien verbessert. Es gibt mittlerweile viele Gleitgele auf dem Markt, die allgemein alle den pH-Wert der Scheide optimieren. Dies ist ein absolutes Muss, denn ein zu saurer pH-Wert der Scheide kann einen Großteil der Spermien schon kurz nach der Ejakulation vernichten. Die Spermien haben ein pH-Wert zwischen 7-8. Mit dem richtigen Gleitgel wird sich der pH-Wert der Scheide an diesen Wert angleichen. Dadurch werden die Spermien nicht angegriffen.

Alle Spermien tragen auf der Oberfläche Rezeptoren, mit denen sie an Hyaluronsäure andocken können. Für die Spermien wirkt die Hyaluronsäure wie ein Stärkungsfaktor, wenn sie hindurch schwimmen, erfahren sie einen zusätzlichen Reifungsprozess und stärken sich. Die Spermazellen mit der gesündesten DNA-Qualität docken am besten an die Hyaluronsäure an. So kommen die besten Spermien zu der Eizelle, sie werden wie mit einem Magnet angezogen. Es gibt ein Gleitgel auf dem Markt, das auch noch den zusätzlichen Effekt von Hyaluronsäure **nutzt** und dadurch die Beweglichkeit der Spermien zusätzlich begünstigt. Es ist das Zestica Kinderwunsch Gleitgel von der Firma Bellamea. Im Internet unter www.bellamea.de erhältlich.

Hier lesen Sie zusammengefasst die besten Tipps für eine bessere Beweglichkeit der Spermien.
Folgende Nahrungsergänzungsmittel sind genau für diese Problematik wichtig und hilfreich:

- **Vitamin C, täglich mindestens bis 250-300 mg**
- **Vitamin E, täglich bis 100 mg**
- **Zink, täglich bis 40 mg. Am besten auf zwei Einnahmen aufgeteilt, weil es so magenfreundlicher ist. Zink nie auf nüchternen Magen einnehmen, immer mit Nahrung**
- **Maca**

- L-Arginin bis zu 1000 mg täglich
- Zusätzlich hilfreich:
- Der Heilpilz Cordyseps sinensis, je nach Produkt unterschiedliche Dosierung
- Pinienrindenextrakt einmal täglich bis zu 200 mg

Hilfsmittel:
- Zestica Gleitgel – bei zu wenig vitalen Spermien ist es fundamental, dass der Eisprung richtig genutzt wird und der Geschlechtsverkehr am besten einen Tag vorher oder sogar am genauen Tag des Eisprungs stattfindet. Der Eisprung kann mithilfe von Ovulationstest (Teststreifen für Eisprünge) oder ganz exakt mit dem Ovularing ermittelt werden. https://www.ovularing.com

Allgemeine Empfehlungen:
- Stress reduzieren
- Sorgen Sie für genügend Schlaf, denn bei langandauernden Schlafdefiziten gerät auch der Hormonhaushalt ins Ungleichgewicht
- Regelmäßige sportliche Tätigkeit, zwei Mal die Woche ein moderates Training von 30 - 45 Minuten
- Stellung beim Sex beachten
- Häufiger Sex, am besten jeden Tag oder jeden zweiten Tag. Durch einen täglichen Orgasmus wird die Spermienqualität deutlich besser, Gendefekte prägen sich nicht so stark aus

20 Defekte Spermien?

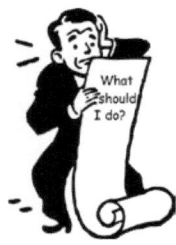

Kann man da überhaupt etwas machen? Man(n) kann!

Die Morphologie der Spermien bezieht sich auf ihre Form und Struktur. Defekte Spermien weisen deshalb mehr oder weniger ausgeprägte Kopf- oder Schwanzdefekte auf. Wenn der Befund des eigenen Spermiogramms aber fast 90% defekte Spermien beziffert, ist man selbstverständlich sehr geschockt. Die neuen Richtlinien seit 2010 besagen aber, dass nur 4 Prozent der Spermien ein normales Aussehen aufweisen müssen, um damit noch im „durchschnittlichen" Rahmen zu liegen.

Ein Spermium mit einem ganz normalen Aussehen, das keinen Kopf- oder sonstigen Defekt aufweist, kann unter Umständen trotzdem missgebildete Gene tragen, und im Gegensatz dazu kann ein deformiertes Spermium eine unauffällige DNA tragen. Damit wird deutlich, dass Kopf- oder Schwanzdefekte der Spermien **nicht immer** ganz aussagekräftig sind und deshalb nicht immer unweigerlich genetische Fehler aufweisen.

An diese Tatsache sollte man denken, wenn der Spermienbefund so katastrophal ausfällt. Die Wissenschaft hat noch nicht eindeutig geklärt, ob diverse Defekte sich auch wirklich so gravierend auswirken.

Und trotzdem sollte man sich mit verschiedenen Möglichkeiten der Spermienoptimierung auseinandersetzten. Im Falle von defekten Spermien ist eine ernährungstechnische Veränderung sinnvoll sowie die Reduktion von umweltbedingten Einflüssen. In dem Maße, wie das Allgemeinbefinden verbessert wird, kann sich auch die Spermienqualität erneuern und in einem erneuten Spermiogramm ein besseres Ergebnis liefern.

Hier lesen Sie zusammengefasst die besten Tipps bei defekten Spermien. Folgende Nahrungsergänzungsmittel sind genau für diese Problematik wichtig und hilfreich:

- Vitamin E, täglich bis 100 mg
- Zink, täglich bis 40 mg. Am besten auf zwei Einnahmen aufgeteilt weil es so magenfreundlicher ist. Zink nie auf nüchternen Magen einnehmen, immer mit Nahrung
- Folsäure bis 500 µg
- Vitamin D mindestens einmal täglich 1000 µg. Colecalciferol wird am besten aufgenommen, erhältlich in der Apotheke als Vigantoletten
- L-Carnitin bis zu 400 mg
- L-Arginin bis zu 1000 mg täglich
- Selen bis zu 80-100 µg täglich
- Pinienrindenextrakt einmal täglich bis zu 200 mg
- Testes comp. Globulis von Wala, zwei bis drei Mal täglich 10-15 Globulis

Zusätzlich hilfreich:
- Der Heilpilz Cordyseps sinensis, je nach Produkt unterschiedliche Dosierung
- Hilfsmittel:
- Zestica Gleitgel – bei defekten Spermien ist es fundamental, dass Sie das Zestica Gleitgel benutzen.

- Die darin enthaltene Trägersubstanz Hyaluronsäure hilft, dass sich die erbintakten Spermien an die Eizelle binden.
- Ovulationstest oder Ovularing, der Eisprung kann mithilfe von Ovulationstest (Teststreifen für Eisprünge) oder ganz exakt mit dem Ovularing ermittelt werden. https://www.ovularing.com

Allgemeine Empfehlung:
- Stress reduzieren
- Sorgen Sie für genügend Schlaf, weil bei langandauernden Schlafdefiziten gerät auch der Hormonhaushalt ins Ungleichgewicht
- Regelmäßige sportliche Tätigkeit, zwei Mal die Woche ein moderates Training von 30-45 Minuten
- Stellung beim Sex beachten
- Häufiger Sex, am besten jeden Tag oder jeden zweiten Tag. Durch einen täglichen Orgasmus wird die Spermienqualität deutlich besser, Gendefekte prägen sich nicht so stark aus

21 Nachwort

Die Fruchtbarkeit des Mannes hängt im Wesentlichen von der Qualität und der Quantität seiner Spermien ab und natürlich auch von der Fähigkeit, sie an den Ort des Wirkens zu transportieren.

Die Produktion von Spermien in ausreichender Quantität und Qualität ist, wie man so sagt, ein multifaktorielles Geschehen. Entsprechend hoch ist die Zahl der Faktoren, die darauf Einfluss nehmen und die zur Verbesserung der Fruchtbarkeit unterstützt oder beeinflusst werden müssen: Umweltfaktoren, Drogen, Gesundheit, Ernährung und psychisches Wohlbefinden sind die wichtigsten Komponenten männlicher Fruchtbarkeit.

Wenn Sie nach dem Lesen dieses Buches das Gefühl haben, dass man eigentlich „nur noch ausatmen" dürfte, weil alles andere die Gesundheit und Fruchtbarkeit gefährdet, dann rate ich Ihnen, dass Sie sich zuerst überlegen, welche der angeführten Faktoren bei Ihnen „die besondere" Rolle spielen, wenn sich Ihr Kinderwunsch nicht erfüllt und Sie als Ursache ausgemacht werden. Auch eine verkrampfte Anstrengung, unbedingt ein Kind zeugen zu wollen, fällt unter Umständen unter Stress und mindert den Erfolg.

Bleiben Sie zuversichtlich, unterstützen Sie sich und Ihre Partnerin gegenseitig in ihrem Bemühen und holen Sie sich dort Rat und Hilfe, wo es erforderlich ist. Dann sind Sie auf dem richtigen Weg zu Ihrem Glückskind.

Bildnachweise

1 Wussten Sie das über Ihre Spermien: Pixabay sperm-34808_640.png
2 Welche Ursachen könnten es sein: Pixabay check-off-1345864_640
3 Wie sieht Ihr Spermiogramm aus: Eigenentwurf
4 Drogen-Anabolika-Rauchen:Pixabay, smoking-1698003_640.jpg
5 Medikamente: Pixabay, pharmacy-148644_640
6 Sport: Pixabay, dumbbells-293955_640.png
7 Umweltfaktoren: Fotolia, 124326778 © bastinda18 Fotolia.com
8 Unterschätzter Faktor Stress: Fotolia Business meditation Datei: 66652102 Urheber: alexilly
9 Unterschätzer Faktor Stress: Diagramm Eigenentwurf
10 Ernährung verbessern: Pixabay, cheese-41136_640
11 Rezepte: Fotolia, 67665246 © kelttt - Fotolia.com
12 Nahrungsmittelergänzungen: Fotolia 103152256 - Dose of colorful pills © Leigh Prather
13 Magnesium: Pixabay Bunte Pillen
14 Und die psychischen Aspekte der Unfruchtbarkeit: human profile Datei: 75723861 djvstock
15 Sonstige Hilfmittel: Pixabay, tools-312334_640
16 Zestica: Zestica © bellamea
17 Brennesselsamen: Fotolia, 61025755 - Scoop with seeds © linda_vostrovska
18 Testes comp.: Wala Heilmittel selbst aufgenommen
19 Ashwagandha: Pixabay alder-1299848
20 Yohimbee: Pixabay wood 307000
21 Kräutertees: Schafgarbe-tea yarrow © LianeM/Fotolia.com
22 OvulaRing: ©Bild1_OvulaRing_Verpackung_Lesegeraet_Soft.jpg
23 Sex: Fotolia 127431858 - paar mit unerfülltem kinderwunsch©-krissikunterbunt
24 Wie oft miteinander schlafen: Pixabay, sleeping-297724_640
25 Zuwenig vitale Spermien: Pixabay, todo-list-297195_640
26 Schlechte Beweglichkeit: Pixabay, todo-list-297195_640
27 Oder alles beide, zuwenig und unbewegliche Spermien: Pixabay-todo-list-297195_640
28 Defekte Spermien: Pixabay, todo-list-297195_640